Caughey

Ich versteh' Dich

Ich versteh' Dich

Demenz: Wie die Kommunikation gelingt
Für Angehörige und Pflegende

Angela Caughey

Aus dem Englischen übersetzt
von Marlene Grois

TRIAS

Bibliografische Information der Deutschen Nationalbibliothek

Die Deutsche Nationalbibliothek verzeichnet diese Publikation in der Deutschen Nationalbibliografie; detaillierte bibliografische Daten sind im Internet über http://dnb.d-nb.de abrufbar.

Die neuseeländische Originalausgabe erschien 2018 unter dem Titel "How to Communicate with Someone Who Has Dementia".
First published as "How to Communicate with Someone Who Has Dementia" by Calico Publishing Ltd.

This German edition published by TRIAS Verlag in Georg Thieme Verlag KG, Rüdigerstraße 14, 70469 Stuttgart, Germany by arrangement with Calico Publishing Ltd.

1. Auflage 2019

Rüdigerstr. 14
70469 Stuttgart
Deutschland

www.trias-verlag.de

Printed in Germany

Programmplanung: Katja Widmann
Projektmanagement: Kathrin Hage
Redaktion: Bettina Dietrich, Print Company Verlagsgesellschaft m.b.H.
Übersetzung: Marlene Grois
Umschlaggestaltung:
CYCLUS Visuelle Kommunikation, Stuttgart
Bildnachweis:
Umschlaggrafik: Grafikbüro Schaaf, Germersheim
Autorenfoto: Grapevine Magazine
Zeichnungen: Angela Caughey
Satz: Ziegler und Müller, text form files, Kirchentellinsfurt; gesetzt in APP/3B2 V.9
Druck: Westermann Druck Zwickau GmbH, Zwickau

ISBN 978-3-432-10963-3 1 2 3 4 5 6

Auch erhältlich als E-Book:
eISBN (epub) 978-3-432-10964-0

Liebe Leserin, lieber Leser,
hat Ihnen dieses Buch weitergeholfen?
Für Anregungen, Kritik, aber auch für Lob sind wir offen. So können wir in Zukunft noch besser auf Ihre Wünsche eingehen. Schreiben Sie uns, denn Ihre Meinung zählt! Ihr TRIAS Verlag

Kontakt: kundenservice.thieme.de

Lektorat TRIAS Verlag, Postfach 30 05 04,
70445 Stuttgart
Fax: 0711 8931-748

Ich widme dieses Buch allen von Demenz Betroffenen und jenen, die sich selbst und die Gemeinschaft bereichern, indem sie für diese Menschen sorgen.

»Wir sind wie Inseln im Ozean.
An der Oberfläche voneinander getrennt,
aber in der Tiefe miteinander verbunden.«

William James

Die Autorin

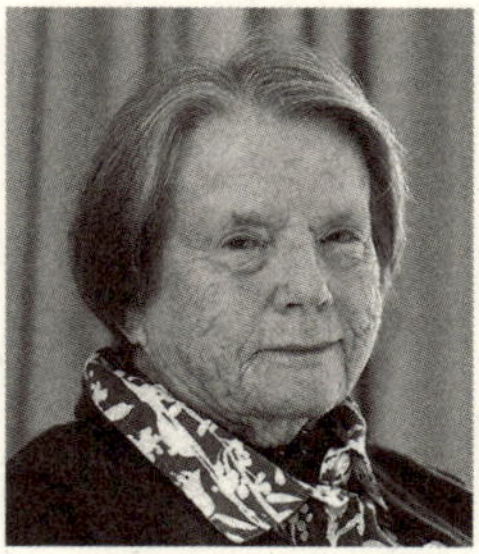

Angela Caughey begann Mitte der 1980er-Jahre zu schreiben und ist Autorin von fünf Büchern, darunter ihr international hochgelobtes Werk »Das Demenz-Buch«. Mehr als zwölf Jahre lang pflegte sie ihren Mann, der an Demenz litt. In diesen Jahren hat sie zusammen mit ihrer Selbsthilfegruppe einen großen Wissensschatz rund um die Krankheit erworben. Sie weiß, dass eine gute Kommunikation entscheidend ist für einen erfolgreichen Umgang mit dementen Menschen. Dieses Buch hat Caughey zur Unterstützung aller Angehörigen und Pflegenden von Personen mit Demenz geschrieben. Angela Caughey lebt in Auckland, Neuseeland.

Inhalt

Nachricht von einem Demenz-Erkrankten

Sie werden in diesem Buch immer wieder daran erinnert, dass der Mensch, den Sie einst kannten, noch immer da ist. Dieser Mann nahm den Vorschlag, »uns zu erzählen, wie es ist, mit Demenz zu leben«, freudig an. Die unten stehende Zusammenfassung gibt das Wesentliche seiner Aussagen wieder.

Alfred – von Demenz gezeichnet – stellte seinen Stock ab, setzte sich in den Schaukelstuhl, legte seine Beine übereinander und verkündete fröhlich: »Das ist der beste Stuhl, in dem ich seit Jahren gesessen habe.« Er entspannte sich und begann zu erzählen.

»Sie wollen also wissen, wie es ist, ich zu sein? Nun, ich werde es Ihnen erzählen. Ich war immer schon ein schwieriger Kerl, aber ich hatte großes Glück. Ich kann das sagen, obwohl ›meine Chefin‹ hier ist. Er blickt liebevoll zu seiner Frau hinüber, mit der er fast 60 Jahre verheiratet ist. »Ich tue, was man mir sagt, und denke nicht viel nach. Ich mag Menschen. Ich mag es, sie zu beobachten. Ich sitze in Geschäften und schaue zu, wie Menschen agieren und wie sie sich verhalten. Ich mag meine Freunde. Die meisten kenne ich noch aus meiner Schulzeit. Wir halten über Telefon und E-Mail Kontakt. Ich kann zwar keine E-Mails verschicken, aber ich kann welche bekommen. Gelegentlich treffen wir uns in unserem Club.

Ich fahre nicht mehr Auto, aber die ›Chefin‹ sorgt dafür, dass ich überall hinkomme. Ich spreche alles mit ihr ab.«

»Ich war nicht gerade der Hellste in der Schule, aber ich erinnere mich, dass unser Rektor einmal, als ich eine Matheaufgabe richtig gelöst hatte, zu mir sagte, ich sei wie eine Oase in der Wüste. Das gab mir ein gutes Gefühl. Ich genieße es, daran zurückzudenken.«

»Ich wünschte, ich wäre jünger und so, wie ich früher war. Ich habe viel Tennis, Squash und Golf gespielt und meine Schule bei Sportveranstaltungen vertreten. Ich war gut in Form. Heute gehe ich so oft wie möglich spazieren. Ich habe das Gefühl, sehr egoistisch zu sein, und es ist mir unangenehm, dass ich Hilfe benötige.«

Er saß eine Weile ruhig da, dann sprach er weiter: »Ich hasse es, als Langweiler wahrgenommen zu werden. Wenn Stille herrscht, versuche ich sie zu füllen, indem ich etwas Witz in die Sache bringe. Ich fordere Leute gerne heraus. Also überlege ich mir, womit ich sie als Nächstes aus der Reserve locken kann. Ich mag es, Teil eines Teams und von Nutzen zu sein.«

»Manchmal verliert meine ›Chefin‹ die Geduld. Nicht wegen mir, sondern aufgrund von Dingen, die passieren. Wir verkaufen unser Haus und nehmen uns eine Wohnung. Das trifft mich. Ich kann ihr nicht helfen. Sie muss sich um alles kümmern. Ich bin Vergangenheit. Wir haben Glück, dass wir keine Geldprobleme haben. Ich bin nicht wirklich depressiv. Ich bin kein Schwarzseher, aber manchmal werde ich traurig.«

Alfreds Geschichte zeigt deutlich, dass er trotz Demenz in seinem Inneren immer noch er selbst ist. Er analysiert, welcher Teil seines Lebens ihm noch Vergnügen bereitet: Leute beobachten, mit Freunden Zeit verbringen, an vergangene Erfolge zurückdenken und seine Frau bewundern. Er ist sich seines gesundheitlichen Verfalls bewusst und sieht, wie sehr sie und andere davon beeinflusst werden. Er ist sich seiner eigenen Gefühle bewusst.

Vorwort

Kommunikation ist die Grundlage aller Beziehungen. Mit anderen Verbindungen einzugehen ist ein fundamentales menschliches Bedürfnis. Zu wissen, dass uns jemand versteht – nicht nur, was wir denken und sagen, sondern was wir fühlen und was uns wichtig ist –, ist essenziell für unsere Identität und unser Selbstbewusstsein.

Wenn Kommunikation aufgrund von Demenz schwieriger wird, können Isolierung, Einsamkeit und Frustration Einzug halten. Das gilt sowohl für Menschen, bei denen Demenz diagnostiziert wurde, als auch für nahestehende Personen. Für Familie und Freunde ist es traurig, einen geliebten Menschen zu verlieren, und es ist schwer für Demenz-Erkrankte, die Wärme, Bestätigung und Ermutigung auf ihrer furchteinflößenden Reise brauchen.

Dieses Buch wurde für diejenigen geschrieben, die Menschen mit Demenz unterstützend und fürsorglich zur Seite stehen. Angela Caughey hat sich zwölf Jahre lang um ihren Mann gekümmert, all ihre Ratschläge sind also praxisnah. Sie weiß, dass es nicht leicht ist, Betreuerin oder Betreuer zu sein, und dass es Zeiten gibt, in denen die Geduld am Ende ist. Trotzdem hofft sie, dass Menschen mit Demenz mit jener Liebe und jenem Respekt behandelt werden können, die so wichtig sind, um das Selbstbewusstsein und Selbstwertgefühl der Personen aufrechtzuerhalten.

Angela stellt sich der schweren Frage der Kommunikation zum Zeitpunkt der Diagnose. Dann geht sie auf die Rolle der Familie als Pfleger und Pflegerinnen ein: wie wichtig es für pflegende Angehörige ist, mit eigenem Stress umzugehen, und wie wichtig es für professionelle Helfer ist, die betroffene Person und deren Familie kennenzulernen. Durch verschiedene Arten von Demenz ergeben sich verschiedene Herausforderungen hinsichtlich der Kommunikation. Angela erklärt die Probleme, die auftauchen können, und präsentiert Strategien, um mit ihnen zurechtzukommen. Tagebuch führen hat viele Vorteile, sowohl für die betreuende als auch für die betreute Person. Auch das Erkennen und Benennen von Gefühlen helfen beiden Seiten. Wenn Worte versagen, können immer noch Körpersprache, Mimik und Gestik Nachrichten vermitteln. In den letzten Kapiteln macht Angela hilfreiche Vorschläge, wie man effektiv zuhört und Körpersprache interpretiert. Hier wird es auch um »schwieriges Verhalten« gehen. Die Unfähigkeit, ein Bedürfnis zu kommunizieren, ist oft die Basis des Problems.

»Verbindung herstellen!«, schreibt E.M. Forster in seinem Buch »Wiedersehen in Howards End«. Das ist, was wir für das Wohl aller tun sollten. Angela zeigt uns, wie uns das unter schwierigsten Umständen gelingt. Dieses Buch sollte man immer in seiner Nähe haben und oft darauf zurückgreifen.

Dr. med. Chris Perkins,
Mitglied des Royal Australian and
New Zealand College of Psychiatrists

Spezialist für Alterspsychiatrie

Einführung

Sobald wir auf der Welt sind, beginnen wir zu kommunizieren. Ein Neugeborenes kommuniziert seine Bedürfnisse durch erste Schreie und die Menschen in seiner Umgebung reagieren, indem sie es sanft umsorgen und ihm Nahrung geben. Das Baby fühlt sich verstanden und wohlbehütet. Es weiß, dass seine Nachricht angekommen ist und darauf reagiert wurde.

In weiterer Folge vermehren sich die Gehirnzellen des Kindes rapide und es lernt, besser zu kommunizieren, zuzuhören und mit vielen verschiedenen Menschen in immer unterschiedlichen Situationen zu reden und zurechtzukommen. Seine Persönlichkeit und sein Charakter entwickeln sich weiter. Sie führen ihn auf einen bestimmten Lebensweg und kreieren einen einzigartigen Menschen. Doch jetzt, einige Jahrzehnte später, wurde das Gehirn dieses einzigartigen Menschen von einer Krankheit befallen und manche seiner Milliarden Zellen sind defekt geworden. Die Demenz naht. Eines Tages wird er jemanden brauchen, der sich um ihn kümmert.

Falls Sie diese Person sind: Das Buch ist speziell für Sie geschrieben worden und für jene, die sich in der gleichen Situation befinden. Sie stehen der Person, der Demenz diagnostiziert wurde, vielleicht sehr nahe – als Ehepartner, Lebensgefährte, Schwester, Bruder, Sohn oder Tochter oder Sie haben sich dieser Aufgabe angenommen, weil es sonst niemand im Familienkreis getan hat. Vielleicht sind Sie auch in einem Pflegeberuf tätig.

Wie auch immer Sie in die Pflege involviert sind, die effektive Kommunikation zwischen Ihnen und der dementen Person ist von grundlegender Bedeutung. Dieses Buch beschreibt so einfach wie möglich die besten Wege, um klare Botschaften zu senden und zu empfangen, zu vermitteln, was man meint, und zu verstehen, was einem die Person mit Demenz mitteilt. Beim Lesen werden Sie allerdings herausfinden, wie fürchterlich kompliziert dieser Austausch sein kann.

Menschen denken generell, dass es sich bei Kommunikation lediglich um das Senden und Empfangen gesprochener Nachrichten handelt, doch das ist nicht mit effektiver Kommunikation gemeint. Rund 90 Prozent der Kommunikation werden als nonverbal gewertet und sind oft unbewusst und unabsichtlich. Das Material in diesem Buch umfasst alle Aspekte von Kommunikation und enthält sorgfältig überlegte Vorschläge dafür, wie man sich an die meisten Situationen anpasst. Es gibt lustige, anschauliche und manchmal berührende Geschichten, die die dargebotenen Ratschläge veranschaulichen.

Körpersprache und Gefühle werden oft erwähnt, genauso wie reflektiertes Zuhören (ein wertvolles Werkzeug effektiven Zuhörens) und Tagebuchführen, ein gutes Mittel, um »mit sich selbst zu kommunizieren« und Druck abzulassen. Mitunter tauchen Lösungen für Probleme auf, während man den täglichen Ablauf festhält.

Manche scheinen von Geburt an kommunikative Menschen zu sein, manche besuchen Kurse, um ihre Fertigkeiten zu verbessern, andere hingegen lernen niemals wirklich viel. Viele Leute sind von Natur aus sehr gesprächig, scheinen aber selten zuzuhören.

Schlechte Kommunikation kann zu Unstimmigkeiten und sogar Konflikten zwischen Familienmitgliedern und Gemeinschaften führen. Indem Sie das Buch lesen und einige der vorgeschlagenen Strategien umsetzen, können Sie solchen Ergebnissen vorbeugen und stattdessen eine Beziehung zu der von Ihnen betreuten Person entwickeln, in der Sie sich wohlfühlen.

Das ganze Buch hindurch wird eher von »der von Ihnen betreuten Person« oder »der Person, die Sie unterstützen« die Rede sein und nicht von »einem geliebten Menschen«, weil sie oftmals weit entfernt davon sind, liebenswürdig zu sein. Möglichweise mögen Sie die Person, die Sie betreuen. Das ist aber keine Selbstverständlichkeit. Allerdings müssen Sie jemanden nicht mögen, um ihn oder sie mit Liebe und Respekt zu behandeln. Sollte das der Fall sein, ist Ihre Strategie, die Rolle des guten Krankenpflegers zu spielen.

Gute Krankenpfleger behandeln ihre Patienten liebevoll und offenkundig mit Verständnis, egal, was die Patienten sagen oder wie sie sich benehmen. Versuchen Sie mit der Person, die Sie betreuen, auf diese Art und Weise umzugehen. Unterdrücken Sie bewusst Ihre Irritation, Ihre Ungeduld, Ihre Langeweile oder welche schwierigen Gefühle sonst auftauchen. Mit der Zeit kann das Rollenspiel als Krankenpfleger zur zweiten Natur werden.

Mitunter werden Sie das Gefühl haben, versagt zu haben, doch lassen Sie sich davon nicht runterziehen. Seien Sie positiv: Scheitern gehört zu den effektivsten Lernmethoden des Lebens. Sie stellen vielleicht fest, dass Sie dieses Lernen selbstbewusster macht und Sie nicht nur die Person, die Sie betreuen, besser verstehen, sondern auch andere Menschen in Ihrer Umgebung.

Mit Menschen zu kommunizieren ist ein konstanter, sich entwickelnder Prozess, etwas, das sich verbessern wird, indem Sie Ihre Beobachtungsgabe verfeinern und Gelesenes in die Tat umsetzen, wenn Sie als Betreuungsperson agieren. Mögen Sie die Vorschläge in diesem Buch ermutigen und zu neuen Ideen für bessere Kommunikation mit der von Ihnen betreuten Person anregen.

»Ich konnte mir lange nicht erklären, was mit Gerry geschah. Sein Verhalten war unberechenbar geworden und sah ihm gar nicht ähnlich. Die Diagnose war eine Erleichterung.«

1 Wenn die Diagnose bestätigt wird

Sie sind besorgt. Jemandem, den Sie gut kennen, wurde Demenz diagnostiziert. Die Diagnose hat zunächst einmal noch nichts verändert. Die Person wird weiterhin Entscheidungen treffen und für sich selbst sorgen können. Sie wird nicht sofort Betreuung brauchen. Sie ist heute noch genau der gleiche Mensch wie gestern. Allerdings wird sie in Zukunft nicht so sein, wie Sie es erwartet hatten. Die Demenz wird dramatischen Einfluss haben, und zwar sowohl auf das Leben des Betroffenen als auch auf Ihr eigenes und letzten Endes wird er Betreuung benötigen. Entweder Sie passen sich der fürsorgenden Rolle bereitwillig und voller Liebe an oder Sie bemerken, dass Sie es ablehnen, eine solche Rolle aufgezwungen zu bekommen. Was auch immer Sie fühlen, Sie werden erkennen, dass Sie sich informieren müssen. Diese Einführung in Kommunikation kann dabei behilflich sein.

Alexander und Sophie hatten gerade erst ihren 47. Hochzeitstag gefeiert, als bei ihm Frontotemporal-Demenz diagnostiziert wurde. Alexanders Situation entsetzte Sophie, gleichzeitig war sie aber auch erleichtert, denn sie wusste, warum er sich so sehr veränderte. Sie sagte zu ihm: »Das ist es also. Ich dachte nicht, dass dich das Alter schon mit 71 so irre machen würde! Und haben wir nicht großes Glück? Ich bin da, um mich um dich zu kümmern, und wir leben gleich gegenüber einem Pflegeheim. Ich werde nicht weit gehen müssen, um dich zu besuchen, wenn es dir schlechter geht.«

Sophie war gewillt, die Pflege zu übernehmen, sie hatte eine positive und hilfsbereite Einstellung. Wenn Sie wie Sophie sind, haben Sie auf einmal eine neue Aufgabe in Ihrem Leben – sich um einen geliebten Menschen zu kümmern. Sie sind extrem verunsichert, und obwohl Sie nicht zögern, für die Person da zu sein, fühlen Sie sich unvorbereitet.

Vor vier Jahren verließ Johannes Mia für eine andere Frau. Ihre Kinder waren bereits erwachsen und lebten im Ausland. Nachdem Mia eine Weile alleine war, verkaufte sie ihr Haus schweren Herzens und zog in ein kleineres um. Mittlerweile hat Johannes Alzheimer und seine neue Frau hat ihn verlassen. Mia hat das Gefühl, sie sei die einzige Person in Johannes' Leben, die sich um ihn kümmern könne, und sie denkt, sie sei verpflichtet, dies zu tun. Sie fühlt sich gefangen, denkt aber: »Immerhin ist er der Vater unserer Kinder …«

Mia hatte Johannes bei sich aufgenommen, pflegte ihn jedoch widerwillig.

Lena war das einzige Kind ihres wohlhabenden verwitweten Vaters. Sie hatten sich nie gut verstanden, aber sie hatte das Gefühl, sich um ihn kümmern zu müssen, nachdem ein schwerer Schlaganfall seine Mobilität eingeschränkt hatte und er danach merklich an Demenz litt. Sie war Buchhalterin einer Textilmanufaktur, doch sie setzte ihren Arbeitgeber in Kenntnis, biss die Zähne zusammen und bereitete sich darauf vor, ihre zahlreichen neuen Aufgaben zu übernehmen. Lena ist ebenfalls eine Pflegerin wider Willen.

Wenn Sie der Person mit Demenz eher abgeneigt sind, aber trotzdem für ihre Pflege verantwortlich werden (wie Mia und Lena), fühlen Sie wahrscheinlich Ernüchterung oder Verbitterung. Dennoch denken Sie, dass Ihr Leben einfacher wird, wenn Sie etwas über dieses Demenz-Thema lernen.

Wie man sich vorbereitet

Versuchen Sie, in Ihrer neuen Rolle eine neue Persönlichkeit anzunehmen. Stellen Sie sich vor, Sie seien eine Krankenpflegerin oder ein Krankenpfleger, und die Person, um die Sie sich kümmern, sei ein neuer Patient. Das ist nicht heuchlerisch, es ist eine pragmatische Lösung. Verbannen Sie gereizte oder bissige Antworten für immer. Akzeptieren Sie seltsame Vorkommnisse, die in Ihrem Leben auftreten werden, geduldig und ohne Protest. Lächeln und lachen Sie mehr. Wenn die Person, die Sie betreuen, Ihre Veränderung und Ihre Hilfsbereitschaft spürt, kann Ihre Beziehung nur zunehmend positiv werden.

Zu Beginn ist sie möglicherweise etwas misstrauisch gegenüber Ihrer neuen Persönlichkeit, doch seien Sie ehrlich. Sagen Sie ihr, wie und weshalb Sie sich verändert haben.

Sie trauern beide aus unterschiedlichen Gründen. Geben Sie das ruhig zu. Sie wollen, dass die Person weiß, dass auch Sie stark betroffen sind.

Falls Sie es noch nicht getan haben, sagen Sie etwas wie: »Es fällt dir schwer, damit fertigzuwerden, und auch ich bin erschüttert. Wir stehen das gemeinsam durch.« Das kann zu produktivem Austausch führen.

Niemand kann sagen, wie schnell der Betroffene abbauen wird, aber es wird passieren. Und wenn das passiert, werden Sie an Ihrer Beobachtungsgabe und Ihren Kommunikationsfähigkeiten arbeiten müssen, um mit ihm in Kontakt zu bleiben. Das tägliche Verhalten der Person und das zunehmende Durcheinander an Worten – oder die zunehmende Stille – werden Sie auf Trab halten.

Wie man ein Team wird

Ein Team zu bilden, das sich gegenseitig unterstützt, sollte früh zum Ziel erklärt werden. Welche Art von Team sind Sie beide jetzt? Können Sie sich hinsetzen und über alles – beziehungsweise das meiste – reden? Oder streiten Sie sich und verheimlichen Dinge voreinander? Sind Sie gleichberechtigt oder ist einer von Ihnen der Boss? Denken Sie ehrlich über das Gleichgewicht zwischen Ihnen nach. Sie werden beide unterschiedliche Rollen haben, in denen Sie die Tage bewältigen, die vor Ihnen liegen.

Ihre Rolle ist:

- sich ständig mit dem Verhalten und der Kommunikation des Betroffenen auseinanderzusetzen
- diese zu analysieren
- zu zeigen, dass Sie dieses Verhalten (weitgehend) akzeptieren, und versuchen zu verstehen, was vermittelt wird
- im Gegenzug klare Botschaften zu senden
- die Gefühle des Betroffenen zu identifizieren und zu benennen
- zu zeigen, dass man diese Gefühle und das Verhalten, das sie hervorrufen (weitgehend), akzeptiert

Klingt unmöglich? Es wird machbar, indem man es ständig übt.

Die Rolle der von Ihnen betreuten Person lässt sich nicht so eindeutig definieren. Idealerweise sollte ihr Verhalten sozial verträglich sein und sie sollte Ihnen mitteilen, was sie Ihnen sagen möchte, doch Sie können nicht sicher sein, dass die Krankheit in ihrem Gehirn zulässt, dass dies gelingt. Idealerweise sollte sie auch genau aufpassen und korrekt interpretieren, was Sie ihr mitteilen wollen. Doch auch hier können Sie nicht sicher sein, dass ihr Gehirn das zulässt.

Sie können hingegen sehr wohl sicher sein, dass sich ihr Zustand verschlechtern wird:

- Die betroffene Person wird sich die Gefühle merken, die Sie und andere in ihr ausgelöst haben, und sie wird es sich zu Herzen nehmen.
- Im Inneren ist sie noch derselbe Mensch und wird das auch bleiben.
- Sie fängt möglicherweise an, in ihrer eigenen speziellen Realität zu leben, die sich sehr von Ihrer unterscheiden kann.
- Ihr eigenes Leben wird einfacher, wenn Sie sich immer wieder an diese Realität anpassen.
- Sobald Sie sich diesen Rollen angepasst haben, können Sie über die Aufgaben nachdenken, die Ihnen aufgrund der Diagnose bevorstehen, und darüber, wie Sie mit ihnen fertigwerden. Es ist wichtig, dass sich die Person mit Demenz in diese Pläne eingebunden fühlt.

Über Stigma reden

Besprechen Sie untereinander, ob Sie glauben, dass es ein Stigma im Zusammenhang mit Demenz gibt, und wie Sie damit umgehen werden, wenn Sie es bei anderen bemerken. Vielleicht entscheiden Sie sich dafür, es zu ignorieren oder zu übergehen. Demenz ist eine chronische Krankheit, die gewisse Unzulänglichkeiten im Gehirn zur Folge hat. Krebs und Depression sind chronische Krankheiten, die so lange mit einem Stigma versehen waren, bis dieses durch die Realität und Werbekampagnen aufgelöst wurde. Asthma und Arthritis sind chronische Krankheiten, die nicht stigmatisiert sind. Die Auswirkungen eines Schlaganfalls auf das Gehirn sind nicht stigmatisiert. Warum sollte es also Demenz sein? Reden Sie offen darüber miteinander. Treten Sie selbstsicher auf und stehen Sie der Diagnose offen gegenüber, wenn Sie in Gesellschaft anderer sind.

Als ihm mitgeteilt wurde, dass er Alzheimer im frühen Stadium hat, sagte Julius zu seiner Frau Emma: »Wir müssen es unserer Familie und unseren Freunden sagen. In unserem Alter werden wir nicht die einzigen sein, die diesen Pfad beschreiten, und vielleicht hilft es anderen, zu sehen, was geschieht und wie wir damit umgehen. Es ist viel einfacher, wenn wir offen damit umgehen. Es wäre ein dermaßen großer Aufwand für mich und so beschämend, wenn wir versuchen würden, es zu verstecken.« Er trat dem örtlichen Verein für Erkrankte bei und Julius und Emma wurden zum Vorzeigemodell der Nachbarschaft.

Freunden und Familie Bescheid sagen

Beschließen Sie, wie Sie Familie und Freunde über die Diagnose informieren werden. Manchmal werden Sie es ihnen gemeinsam mitteilen und manchmal werden es nur Sie sein oder die betroffene Person. Vielleicht bevorzugen Sie es, Ihre Angehörigen individuell oder in Gruppen zu informieren. Entscheiden Sie nach Ihren Vorlieben. Erstellen Sie Listen. Jeder von Ihnen wird Prioritäten haben. Die Familie steht an erster Stelle, mag sein. Doch manchmal stehen einem Freunde näher als Familienmitglieder. Seien Sie sich bewusst, dass einige vielleicht schon Bescheid wissen.

Wenn Sie sich hinsetzen und einen Plan machen, könnten Sie etwas sagen wie: »Denk an all deine Freunde – in der Arbeit, im Sportclub, an alte Schulfreunde. Es wird dich und sie in vielerlei Hinsicht betreffen. Du wirst mit Sicherheit herausfinden, wer deine richtigen Freunde sind. Überlegen wir uns, wer gut mit dieser Neuigkeit umgehen können wird und wer nicht. Und dann machen wir eine Liste, wem wir davon erzählen und wem nicht. Und dann entscheiden wir, wem wir es als Erstes erzählen.«

Die meisten Freunde und Kollegen werden sehr betroffen sein, wenn sie die Nachricht hören. Nehmen Sie das Interesse, die Sorgen, die Unterstützung und das Mitgefühl, das Ihnen entgegengebracht wird, mit Nachsicht an. Sie können die Hilfe in Zukunft möglicherweise gut gebrauchen. Manche reagieren vielleicht mit Unbehagen. Das liegt an dem Stigma, das mit Demenz verbunden ist. Manche wissen vielleicht auch nicht, wie sie reagieren sollen. Verzeihen Sie ihnen das! Seien Sie auch auf gemischte oder verletzende Reaktionen gefasst.

Arbeitskollegen Bescheid sagen

Die betroffene Person ist vielleicht noch berufstätig, wenn sie ihre Diagnose bekommt. Sie müssen offen darüber sprechen, dass es auf lange Sicht vermutlich nicht möglich sein wird, weiterhin zu arbeiten. Sagen Sie zum Beispiel: »Du wirst unsicher sein, was mit deiner Arbeit passiert.« Oder: »Es wird schwierig sein, es den Leuten in der Arbeit mitzuteilen, aber es muss raus. Lass uns überlegen, wie wir das am besten machen.«

Das richtige Timing ist hier sehr wichtig, egal, um welche Art von Arbeit es sich handelt. Der Betroffene ist immer noch derselbe Mensch wie vorher und schätzt seine Arbeit. Wenn er seine Arbeit bisher kompetent ausgeführt hat, ist die Diagnose noch kein Problem. Das Einkommen wird eine wichtige Rolle in der Vorausplanung spielen, überstürzen Sie ein »Geständnis« also nicht. Am besten teilt man dem Chef die Diagnose mit, bevor sich der Zustand merkbar verschlechtert, und sagt ihm, dass man ihn über den weiteren Verlauf auf dem Laufenden hält. Es ist zu hoffen, dass der Arbeitgeber flexibel ist. Falls die betroffene Person der Chef einer Firma ist, sollten Sie überlegen, wann Sie mit den Mitarbeitern Rücksprache halten.

Anderen Leuten Bescheid sagen

Besprechen Sie die anderen täglichen Aufgaben, in die die Person, die Sie unterstützen, eingebunden ist. Vielleicht ist sie Trainer des Schul-Fußballteams, Vorsitzender einer Bildungseinrichtung für ältere Menschen oder ehrenamtlicher Mitarbeiter. Denken Sie über all die Bereiche nach, in denen Sie Menschen Bescheid geben müssen.

Lassen Sie Ihrer Vorstellungskraft freien Lauf, wenn Sie versuchen, die Gefühle des Betroffenen zu erkennen, und haben Sie den Mut, diese offen anzusprechen.

Sagen Sie: »Du siehst sehr niedergeschlagen aus. Du hasst es, dort in Zukunft nicht weitermachen zu können. Du bist aufgewühlt, das bin ich auch.« Oder: »Wir werden große Veränderungen durchmachen. Du wirst verunsichert sein, ein bisschen angespannt. Ich mache mir auch viele Gedanken.«

Den Alltag bestreiten

In Ihren Gesprächen sollte es nicht nur um die Aufgaben des Betroffenen, sondern auch um Ihre eigenen gehen. Sie werden Leute darüber informieren müssen. Auch Sie werden viel Zeit aufwenden müssen und dieser Zeitaufwand kann sehr plötzlich mehr werden. Denken Sie über Ihre Prioritäten nach und teilen Sie sich Zeit und Energie gut ein.

Sprechen Sie miteinander. Besprechen Sie, wie Sie gemeinsam alltägliche Aufgaben im Haushalt, aber auch Vereinssitzungen und Arzttermine bewältigen werden. Achten Sie auch darauf, mit Freunden in Kontakt zu bleiben. Zunächst hat die betroffene Person vielleicht noch die Übersicht über ihre eigenen Angelegenheiten, doch später werden Sie das übernehmen müssen. Springen Sie taktvoll für die Person ein, wenn sie schwankt. Sagen Sie: »Schau mal, der Kalender für das neue Jahr hat für jeden Tag ein großes Feld mit Platz für Notizen. Stellen wir ihn doch neben das Telefon und tragen unsere Termine ein. So haben wir sie im Blick und können uns gegenseitig daran erinnern.«

Sie sollten immer besonders darauf achten, dass die betroffene Person nicht das Gefühl hat, Sie würden die Kontrolle übernehmen. Sie wird sich wertgeschätzt und wichtig fühlen, wenn Sie mit ihr Rücksprache halten.

Arbeiten Sie mit der Person, die Sie betreuen, zusammen, vor allem, wenn Sie gerade dabei sind, andere Menschen zu informieren. Zeigen Sie Verständnis und Wertschätzung für die Perspektive und die Gefühle des betreuten Menschen, und zwar auch, wenn es negative Gefühle sind. Teilen Sie die Last.

Mit Spezialisten kommunizieren

Bleiben Sie in regelmäßigem Kontakt mit Ihrem Arzt und sprechen Sie mit ihm ab, wer etwaige Behandlungen beaufsichtigt. Das kann Ihr Arzt sein oder ein Spezialist in einem Krankenhaus. Machen Sie sich mit möglichen negativen Nebeneffekten von Medikamenten vertraut, die die von Ihnen betreute Person verschrieben bekommt, und klären Sie alle drei Monate mit Ihrem Arzt ab, ob die Medikamente noch notwendig sind und ob die Dosierung verändert werden soll. Jeder kann sich unwohl fühlen, wenn Medikamente nicht geeignet dosiert sind. Das beeinflusst die Kommunikation und das Verhalten.

Wenn die Situation beginnt, sich zu verschlechtern, dann sollten Sie den Betroffenen zu allen Terminen mit Ärzten und Anwälten sowie zu Terminen, bei denen es um finanzielle Angelegenheiten geht, begleiten. Die Kommunikation wird erleichtert, wenn Ärzte und andere diese einfachen Richtlinien befolgen:

- Verwenden Sie einfache Begriffe und sprechen Sie nicht über zu viele Themen gleichzeitig.
- Erklären Sie Dinge so eindeutig, dass die betroffene Person alles versteht.
- Geben Sie langen Pausen Raum, um der betroffenen Person im Gespräch Zeit zu geben, nachzudenken und zu sagen, was sie sagen möchte.

Machen Sie sich Notizen von dem, was besprochen wurde, nehmen Sie das Gespräch auf oder bitten Sie den Zuständigen, eine Zusammenfassung der Hauptpunkte des Treffens zu verfassen. Es ist nämlich schwierig, sich im Nachhinein an alles zu erinnern.

Wenn Sie denken, dass die Spezialisten, mit denen Sie zu tun haben, unfreundlich oder nicht empathisch genug sind, können Sie anrufen oder eine E-Mail schreiben, um die Probleme der von Ihnen betreuten Person zu kommunizieren. Schlagen Sie die oben genannten Tipps vor, um zukünftige Termine angenehmer zu gestalten. Manchmal ist es auch besser, den Spezialisten zu wechseln.

Ein Lebensbuch

Legen Sie sich ein großes Album oder einen Folder zu, den Sie mit Erinnerungen aus dem Leben des Betroffenen füllen, und erstellen Sie ein Buch über sein Leben. Leute mit Demenz haben oft klare Bilder von Ereignissen im Kopf, die 50, 60 oder 70 Jahre zurückliegen, und die meisten lieben es, an diese Zeit zurückzudenken. Sie war ganz anders als die heutige Zeit. Sie bekommen möglicherweise unglaublich minutiöse Details aus der Vergangenheit zu hören, während Sie gemeinsam die Seiten füllen.

Schreiben Sie die Geschichten der betroffenen Person ins Buch, die Seiten bieten viel Platz. Arbeiten Sie mit so vielen Fotos, Zertifikaten, Reiseberichten, Postkarten und anderen Erinnerungsstücken, wie Sie nur können. Dieses Buch zu gestalten sollte Ihnen beiden zahlreiche Stunden an guten Gesprächen bieten. Vermutlich erzählt der Betroffene so enthusiastisch über sein Leben und von zurückliegenden Abenteuern, dass sich die Worte überschlagen und er kaum aufzuhalten ist. Sie hören vielleicht Geschichten über eine Zeit, über die Sie gar nichts wissen.

Lassen Sie sich von Verwandten und Freunden helfen

Beziehen Sie andere Verwandte und Freunde in das Buch-Projekt mit ein. Auch sie können einen Beitrag leisten und es ist eine großartige Gelegenheit für die von Ihnen betreute Person, um sich mit Leuten zu treffen und auszutauschen, die Teil ihrer Vergangenheit sind und ehrliches Interesse zeigen. Der persönliche Kontakt und die verbalen Herausforderungen, auf die sie trifft, sind hoffentlich gut für ihr Selbstwertgefühl. Behalten Sie aber ein Auge auf den Betroffenen und beenden Sie das Treffen, wenn Sie bemerken, dass er mürrisch oder müde wird oder nicht mehr ganz auf der Höhe ist.

Ein Lebensbuch kann der demenzerkrankten Person nützen, wenn sie in ein Krankenhaus oder Pflegeheim kommt. Es bietet dem Personal vor Ort persönliche Informationen und etwas, worüber man mit dem neuen Bewohner reden kann.

»Das Leben wurde weitaus einfacher, als ich begann, mich selbst als Krankenpfleger in einem Krankenhaus zu betrachten. Ich legte all meine alten Gewohnheiten und Erwartungen ab und spielte nur noch diese Rolle. Es hat funktioniert!«

2 Ihre neue Rolle als Pfleger

Die Rolle des Pflegers stellt einen vor Herausforderungen und ist anspruchsvoll. Obwohl die demenzerkrankte Person im Mittelpunkt steht, ist es wichtig, dass Sie Strategien für Ihr eigenes Wohlbefinden entwickeln. Manche der Fragen und Vorschläge in diesem Kapitel können Sie gemeinsam mit der Person, die Sie pflegen, umsetzen. So stärken Sie Ihre Zusammenarbeit und können gemeinsam an Ihrer Zukunft arbeiten.

Sich um sich selbst kümmern

Ihre allgemeine Gesundheit gründlich zu überprüfen wird Ihnen für die schweren Zeiten, die bevorstehen, von großem Nutzen sein. Die Stärken und Grenzen Ihrer Gesundheit zu kennen wird Einfluss darauf haben, wie Sie miteinander kommunizieren. Auch die von Ihnen betreute Person würde von solch regelmäßigen Untersuchungen profitieren.

Körperliches Wohlbefinden

Endorphine, die nach körperlicher Aktivität ausgeschüttet werden und in den Blutkreislauf gelangen, geben uns erwiesenermaßen ein gutes Gefühl. Regelmäßiger Sport hält Sie fit, und je fitter Sie sind, desto leichter wird es Ihnen fallen, mit der Person, die Sie unterstützen, zu kommunizieren und sich um sie zu kümmern. Wie oft machen Sie Bewegung? Machen Sie regelmäßig Sport?

Hat die Person, die Sie betreuen, irgendwelche körperlichen Beeinträchtigungen oder müssen Sie darauf achten, dass sie regelmäßig ihre Medikamente nimmt? Wird sie Sie über ihren körperlichen Zustand auf dem Laufenden halten? Wie gut ist sie grundsätzlich in Form? Besprechen Sie das untereinander.

Emotionales Wohlbefinden

Wie leicht sind Sie zum Lachen zu bringen? Wie schnell weinen Sie? Wie gut kommen Sie mit Angst oder Ärger zurecht? Welche Gefühle wühlen Sie auf? Wie viele Gefühle können Sie benennen? Wie oft sprechen Sie miteinander über Gefühle? Lassen Sie öfter Gespräche darüber zu.

Soziale Interaktion

Steht Ihre Familie mit Ihnen in regelmäßigem Kontakt? Wie oft tauschen Sie sich mit Freunden und Bekannten aus? Kommen Sie manchmal bei Ihnen vorbei? Besuchen Sie sie von Zeit zu Zeit mit der Person, die Sie betreuen? Bleiben Sie auch telefonisch oder über Instant-Messaging-Dienste wie Skype in Kontakt? Versuchen Sie, so viel wie möglich mit anderen in Kontakt zu bleiben.

Geistiges Wohlbefinden

Haben Sie einen bestimmten Glauben? Können Sie sich auf Ihre angeborenen persönlichen Stärken verlassen? Wie gut kennen Sie die spirituellen Bedürfnisse des Betroffenen? Und wie steht es mit Ihren eigenen Bedürfnissen? Je besser Sie in diesen Bereichen über sich selbst Bescheid wissen, desto besser werden Sie mit der Person, die Sie betreuen, und den Leuten in Ihrer Umgebung kommunizieren können.

Mit Wut umgehen können

Die von Ihnen betreute Person reagiert möglicherweise mit Wut auf ihre Diagnose und diese Wut kann sich gegen Sie richten. Sie sieht, dass es Ihnen noch gut geht und dass sie diejenige ist, die die Last trägt. Sie denkt vielleicht, das sei ungerecht, scheint aggressiv zu sein und sagt Dinge wie: »Ja, dir geht's noch verdammt gut. Verdammter Glückspilz. Ich bin der, der in der Scheiße steckt!« Stimmen Sie ihr zu.

Vielleicht sind aber auch Sie wütend. Sie könnten das Gefühl haben, dass Ihnen eine ungerechte Last aufgehalst wurde. So sehr kann Ihr Leben auf den Kopf gestellt werden. Versuchen Sie, es der betroffenen Person nicht zu zeigen. Akzeptieren Sie die Umstände und schütten Sie Ihr Herz stattdessen guten Freunden aus. Währenddessen und für die Zukunft gilt: Sie akzeptieren alles. Dieses Buch wird Ihnen dabei helfen.

Wut ist eine sekundäre und keine primäre Emotion. Sie taucht auf, weil die betroffene Person mit unbekannten oder unterdrückten primären Emotionen, beispielsweise Bestürzung oder Ungläubigkeit, aufgrund der Diagnose zu kämpfen hat.

Stress und Erschöpfung

Manchmal werden Sie das Gefühl haben, gestresst zu sein und zu viel zu tun zu haben. Aber genau genommen suchen wir Menschen Stress. Wir suchen nach Reizen, indem wir nervenaufreibende Aktivitäten unternehmen, damit Adrenalin ausgeschüttet wird. Wir genießen es, tägliche Herausforderungen zu meistern.

Wenn Sie sich allerdings zu viel aufbürden, wird Stress zu Erschöpfung und Sie sind in Ihrer betreuenden Rolle überlastet. Sie kämpfen dann mit Ihrem Verantwortungsgefühl. Sie sollten sich daher etwas zurücknehmen. Nehmen Sie sich vor, manche Aufgaben, die Sie als Verpflichtung empfinden, nicht zu erledigen. Gehen Sie außer Haus, wenn es unaufgeräumt ist, machen Sie sich keine Sorgen um das Geschirr und beantworten Sie die E-Mail erst morgen. Die Welt wird nicht untergehen, wenn Sie bis morgen warten. Passen Sie Ihre Denkweise und Ihren Zeitplan an. Fühlen Sie, wie Gewicht von Ihren Schultern fällt. Die Erschöpfung wird nachlassen und Sie werden im Umgang mit der Person, die Sie betreuen, ruhiger werden.

Einer Selbsthilfegruppe beitreten

Selbst wenn Sie glauben, es alleine schaffen zu können, ist es ratsam, sich eine Selbsthilfegruppe zu suchen, in der höchstens sechs oder sieben andere Menschen mit ähnlichen Lebensumständen sind wie Sie. Sich regelmäßig zu treffen und offen miteinander zu reden kann Wunder wirken.

Annette wies die Ratschläge, einer Selbsthilfegruppe beizutreten, jahrelang zurück und kämpfte damit, Walter alleine zu versorgen. Letztendlich stimmte Sie widerwillig zu hinzugehen. Sie kam ermutigt aus dem ersten Treffen und konnte den Gedanken, einen ganzen Monat lang warten zu müssen, bis sie die anderen wiedersah, kaum ertragen. Sie hatte sechs Frauen kennengelernt, die mit den gleichen Schwierigkeiten und Belastungen zu kämpfen hatten wie sie. Sie hörte von Bewältigungsstrategien, an die sie nie gedacht hätte, und hatte seit Jahren nicht mehr so viel gelacht. Sie liebte es und ließ Walter wissen, welch ein Erfolg es gewesen war. Sie begannen zu überlegen, ob sie eine eigene Selbsthilfegruppe gründen sollten.

Ihre örtliche Organisation für Demenz sollte in der Lage sein, Ihnen mitzuteilen, wie Sie mit einer Gruppe in Ihrer Umgebung in Kontakt treten können. Sollten Sie sich in dieser Gruppe jedoch unwohl fühlen, suchen Sie sich eine andere oder gründen Sie Ihre eigene.

Ein normales Leben führen

Sorgen Sie dafür, dass Ihr Leben so normal wie möglich weitergeht. Treffen Sie sich so oft wie möglich mit anderen Menschen, genau wie vorher. Zögern Sie nicht, Sie darum zu bitten, Geduld zu haben, wenn die von Ihnen betreute Person beginnt, langsamer zu sprechen. Sie würden auch erwarten, dass der Verkehr Rücksicht nimmt, wenn jemand mit Krücken langsam die Straße überquert. Ermutigen Sie Menschen daher, in aller Ruhe etwas zu einem Gespräch beizutragen.

Insbesondere sollten Sie die Demenz-Diagnose nicht Ihr Leben bestimmen lassen. Sie sind immer noch die, die Sie vor der Diagnose waren. Halten Sie regelmäßige Treffen ab und soziale Kontakte aufrecht. Gehen Sie zusammen aus oder auch getrennt voneinander mit alten Freunden und Kollegen in Filme und Konzerte, Clubs oder zu Sportveranstaltungen. Vermeiden Sie das Gefühl, immer aneinander kleben zu müssen. Finden Sie Wege, um der von Ihnen betreuten Person zu helfen, so lange wie möglich unabhängig zu bleiben.

»Ich mache diese Arbeit jetzt seit fast zwei Jahren und kümmere mich hauptsächlich um ältere Menschen. Nun habe ich meine erste alte Dame mit Alzheimer bekommen und komme nur schwer damit zurecht. Ich brauche jede Hilfe, die ich kriegen kann.«

3 Für professionelle Pfleger/-innen

Falls Sie die Person mit Demenz nicht kennen, denken Sie vielleicht, Sie sind im Nachteil, weil Sie nichts über ihre Persönlichkeit oder über ihre Gewohnheiten wissen. Aber es bedeutet, dass Sie sie so akzeptieren können, wie sie ist – die beste Art, um auf jemanden zuzugehen.

Als William eines Morgens seine neue Stelle antrat, wurde er von einem Mann mittleren Alters hereingelassen, der sich als »Sohn des Klienten« vorstellte und dann zur Arbeit eilte. William fand einen älteren Mann in einem sehr unaufgeräumten, streng riechenden Schlafzimmer vor, der noch im Bett lag und offensichtlich desorientiert war. William weckte ihn geduldig auf, duschte ihn, zog ihn an und verbrachte dann den Rest des Tages damit, ihn und das Haus, in dem er lebte, kennenzulernen. Der ältere Mann, der mittelschwer von Demenz betroffen war, schien ein freundlicher Mensch zu sein, der sich vor seinem Sohn fürchtete und dankbar für die Geduld und Güte war, die William ihm zeigte.

Der Sohn kam nach Hause, kurz bevor William seine Schicht um 6 Uhr abends beendete. »Und wie war Ihr Tag mit meinem schwierigen Alten?« »Er war nicht schwierig«, antwortete William. »Na ja, bei mir ist er es durchaus«, sagte der Sohn. »Er erhielt vor zwei Jahren die Diagnose, und seitdem ist es ein verdammt harter Job, dafür zu sorgen, dass er nicht aus der Reihe tanzt und in Schwierigkeiten gerät. Ich muss ihn beinahe einsperren.«

William erkannte, dass es wahrscheinlich gut gewesen war, dass der Sohn keine Zeit gehabt hatte, seinen Vater vorzustellen, als er ins Haus kam. Durch die Feindseligkeit zwischen Sohn und Vater hätte William zu Beginn einen falschen Eindruck von der Persönlichkeit des Vaters gehabt.

Anfangen

Ihre Fähigkeit, Menschen beruhigen zu können, gehört zu den Grundvoraussetzungen für Ihre Tätigkeit als Pfleger und Sie können mit einigem Selbstbewusstsein auf neue Klienten zugehen – selbst auf Klienten mit Demenz.

Wenn die Klienten freundlich wirken, können Sie sich bei einer Tasse Tee oder Kaffee ungezwungen kennenlernen. Wenn sie distanziert, überheblich oder ein bisschen misstrauisch wirken, seien Sie respektvoll und freundlich und tasten Sie sich an die richtige Herangehensweise heran. Bauen Sie darauf, die Reserviertheit mit Wärme und Einfühlungsvermögen zu überwinden. Die goldenen Regeln für den Umgang mit Menschen, die von Demenz betroffen sind, lauten:

- sie mit Respekt zu behandeln
- sie so zu nehmen, wie sie sind
- ihnen Zeit zu geben und Geduld entgegenzubringen
- Fragen auf ein Minimum zu beschränken

Behalten Sie das im Hinterkopf und versuchen Sie, so viel wie möglich über die Welt Ihres Klienten zu erfahren. Sie werden sich länger auf diese Welt einlassen müssen.

Einander kennenlernen

Fragen sollten zwar generell vermieden werden, wenn man mit dementen Personen arbeitet, aber »Wie möchten Sie, dass ich Sie nenne?« ist eine notwendige Frage. Manche Leute mögen Formalität, andere bevorzugen einen familiären Zugang. Sie werden sich vermutlich eher öffnen, wenn Sie sich auf ihre Bedürfnisse einlassen. Versuchen Sie herauszufinden, wie sie ticken. Beobachten Sie sie genau (aber unaufdringlich), um ihre ausgesprochenen und unausgesprochenen Gedanken, Gefühle und Bedürfnisse zu erkennen. Die meisten denken bei Kommunikation an Gespräche, aber Ihr Klient wird Ihnen viel durch seinen Gesichtsausdruck und seine Körpersprache mitteilen. Sie werden herausfinden, ob der Klient introvertiert oder extrovertiert, eher zurückhaltend oder sehr aufgeschlossen ist.

Sie könnten sagen: »Ich bemerke, dass Sie oft aufstehen und sich im Zimmer bewegen. Sie fühlen sich etwas eingeengt. Was halten Sie davon, mich zu einem Spaziergang um den Häuserblock mitzunehmen?« Oder Sie könnten es damit versuchen: »Als ich eine Tasse Tee vorgeschlagen habe, haben Sie gelächelt. Sie trinken wohl gerne Tee. Ich werde sicherstellen, dass Sie gut versorgt sind.« Möglicherweise schließen Sie die falschen Schlüsse aus Ihren Beobachtungen, aber Sie sollten nicht aufgeben. Ihre Klienten werden Ihnen zu verstehen geben, wenn Sie auf dem Holzweg sind.

Lassen Sie sich nicht verunsichern. Sie müssen Ihre Klienten durch nonverbale Signale und Verhaltensweisen kennenlernen, sonst verpassen Sie vielleicht wichtige Hinweise auf Dinge, die Ihre Klienten Ihnen nicht sagen können oder wollen, zum Beispiel Symptome, Interessen und Unsicherheiten. Und Sie lernen mehr über die Persönlichkeit und die Geschichte Ihrer Klienten.

Selbst wenn es für Sie beinahe unmöglich ist, die Bedeutung der wirren Worte zu entschlüsseln, sollten Sie sie nie ignorieren. Fragen Sie nach. Innerlich sind sie immer noch da. Sie sehen, dass Sie aufmerksam sind, und Sie lernen jedes Mal Neues über Ihre Klienten. Sie werden herausfinden, was für eine nützliche Gewohnheit »Nachfragen«

ist und wie viel Sie dadurch erfahren. Auch die Vorschläge auf den nächsten Seiten werden Ihnen dabei helfen.

Kommunikation über verschiedene Kulturen hinweg

Es ist schwer vorstellbar, dass ein professioneller Pfleger jemandem zugeteilt wird, der eine andere Sprache spricht, aber es kommt gerade in Ländern mit vielen Immigranten vor. Falls Sie sich in so einer Situation befinden, können Sie sich mit Lächeln, freundlichen Berührungen und improvisierter Zeichen- oder Gebärdensprache behelfen. Vielleicht können Sie ein paar wichtige Wörter oder Sätze in der Erstsprache Ihres Klienten lernen. Das kann genügen, um eine Beziehung aufzubauen. Sollten Sie und Ihr Klient jedoch nicht miteinander kommunizieren können, sollten Sie den Klienten vielleicht an jemand anderen abgeben. Sprachbarrieren können zu Frustration auf beiden Seiten führen, das Verhalten der demenzerkrankten Person merklich beeinflussen und zu Schwierigkeiten führen.

Unterschiedliche Generationen

Die Person, die Sie betreuen, kann viel älter sein als Sie und versteht möglicherweise die Wörter, die Sie verwenden, nicht. Haken Sie immer nach, wenn sie ratlos wirkt. Umgekehrt wird sie vielleicht auch Ausdrücke benutzen, die Ihnen unbekannt sind. Sie könnten »Mach dir nicht ins Hemd.« (= »Mach dir keine Sorgen.«) sagen, wenn Sie verstimmt das Mittagessen, das Ihrem Klienten heruntergefallen ist, vom Boden aufwischen. Oder auch: »Flott siehst du aus in deiner neuen Montur«, wenn Sie sich schick gemacht haben, um Ihren Klienten auszuführen.

Schreiben Sie Wörter und Ausdrücke auf, die Sie stutzig machen, und fragen Sie die Familie der von Ihnen betreuten Person oder Leute, die ungefähr im gleichen Alter sind, was diese bedeuten.

Ein paar Beispiele: *Streifen* sind *Filme*; *Klosett* heißt *Toilette; einen sitzen haben* bedeutet, *man ist sehr betrunken.*

Ihre Pflichten

Höchstwahrscheinlich sind Ihre Arbeitsstunden und Arbeitskonditionen festgelegt worden. Nehmen Sie sich Zeit, um herauszufinden, welchen Klubs oder anderen Organisationen Ihr Klient noch zugehört, und machen Sie sich mit den Terminen bei Ärzten, Zahnärzten und anderen vertraut.

Die Person, die Sie betreuen, ist möglicherweise auf Sie angewiesen, um grundlegende soziale Kontakte nicht zu verlieren – lokale Nachrichten, Hochzeiten, Geburten, Krankheiten oder Todesfälle in der Familie und im Freundeskreis sowie der »Tratsch und Klatsch«, an dem sie noch interessiert ist. Die Person wird in die Planung von Familienfeiern und andere Aktivitäten eingebunden werden wollen und das wird auch notwendig sein. Sie als Betreuer werden viele Gespräche führen müssen, was zwar anstrengend, aber auch befriedigend ist. Sie werden Quellen für wichtige Informationen finden und das Leben der von Ihnen betreuten Person wird Ihnen immer vertrauter werden.

Ablehnung der Demenz-Diagnose

Es kann sein, dass Sie von der Familie Ihres neuen Klienten eingestellt wurden, weil sie glaubt, dass die Person mit Demenz nicht für sich selbst sorgen kann. Doch wenn die Person, die Sie betreuen, denkt, dass sie keinen Pfleger braucht, kann die Situation für Sie schwierig werden. Möglicherweise irritiert sie Ihre Anwesenheit und sie wird wütend, wenn Sie oder jemand anderer darauf besteht, dass sie jemanden braucht, der auf sie Acht gibt, oder wenn Sie ihre Aktivitäten zu genau im Blick haben. Falls sie sich weigert, die Diagnose Demenz zu akzeptieren, werden Sie im Stillen mit der Familie oder der Person mit Handlungsvollmacht einen Plan erstellen müssen, wie Sie sich »undercover« einbringen können, vielleicht als »Haushaltshilfe«.

Passen Sie sich unauffällig an. Versuchen Sie zu verstehen, weshalb die von Ihnen betreute Person die Diagnose zurückweist und sich stur jeglicher Hilfe verweigert. Für viele ist es ein wesentlicher und inakzeptabler Einschnitt in ihre Persönlichkeit, ihren Stolz und ihre Zukunftspläne. Manche empfinden es auch als scheußliches Stigma, sind deprimiert und leugnen es.

Patrick tolerierte keinerlei Erwähnung von Demenz in Bezug auf sich. Er war immer »der Boss« gewesen, bestand darauf, dass es ihm gut ging, und wurde abschätzig, wenn seine Familie versuchte, mit ihm mitzufühlen. Er war demonstrativ unhöflich, als der angestellte Betreuer »es wagte, seine Nase in meine Sachen zu stecken«. Er und sein Pfleger vereinsamten, als Freunde sich abwandten und die Familie immer zerrissener und verkrampfter wurde.

Das scheint ein beinahe unlösbares Problem zu sein, aber es ist weit verbreitet und wurde schon so oft bewältigt, dass es sich lohnt, beharrlich durchzuhalten. Versuchen Sie, zu Beginn mit Ihrem Klienten zu kommunizieren, indem Sie die unten stehenden allgemeinen Vorschläge ausprobieren, um an ihn heranzutreten. Denken Sie an Ihre Erfolge und behalten Sie sie im Kopf, sodass Sie immer wieder darauf zurückgreifen können.

Versuchen Sie, Folgendes zu sagen: »Diese Demenz-Geschichte kommt Ihnen ziemlich ausweglos vor. Es ist ungerecht, aber ich bin hier, um Ihnen zu helfen, falls Sie mich brauchen.«

Oder: »Es muss ein unangenehmer Gedanke sein, wenn die Leute über Demenz sprechen.«

Sie erhalten möglicherweise bessere Reaktionen, wenn Sie »kognitive Beeinträchtigung« anstelle von »Demenz« vorschlagen und ein Gespräch darüber beginnen, dass Demenz eine chronische Krankheit wie Asthma oder Arthritis ist – aber eben im Gehirn statt in der Lunge, den Gliedern oder generell im Körper.

Durchschauen und akzeptieren Sie die Gefühle, die Ihrem Klienten Schwierigkeiten bereiten. Lassen Sie ihn Dampf ablassen.

Falls Sie einen schwierigen Klienten haben, sollten Sie ein »offenes Ohr« und einen angenehmen Zufluchtsort finden, wo Sie nach der Arbeit Dampf ablassen können. Das ist wichtig für Ihr Wohlbefinden. Vielleicht stellt Ihre Agentur auch professionelle Beratung zur Verfügung.

Mit der Familie des Klienten kommunizieren

Versuchen Sie einen oder zwei freundliche Ansprechpartner in der Familie zu finden, die Ihnen regelmäßig Details über die Gewohnheiten Ihres Klienten mitteilen. Eine gute Beziehung zu Familienmitgliedern wird Ihnen dabei helfen, mit wertvollen örtlichen und familiären Neuigkeiten versorgt zu werden, die das Leben Ihres Klienten verschönern werden.

Einige Familienmitglieder werden Sie in Ihrer neuen Rolle unterstützen, andere nicht. Manche werden die Diagnose akzeptieren, andere nicht. Manche sind vielleicht sogar genervt, wenn die Person mit Demenz die Diagnose widerstandslos akzeptiert.

Die individuellen Reaktionen der Familienmitglieder zu akzeptieren vereinfacht die zukünftige Kommunikation mit ihnen. Sie kennen Ihren Klienten weitaus länger als Sie und haben tief sitzende Gefühle und Reaktionen ihm gegenüber, von denen Sie nichts wissen können und von denen Sie nicht erwarten können, dass sie sich ändern. Was auch immer sie sagen, stimmen Sie zu.

Die ältere Schwester Ihrer Klientin, die in einer anderen Stadt lebt, kommt ihr Geschwister besuchen, nachdem sie gehört hat, dass bei ihr Alzheimer diagnostiziert wurde. Die Schwester reagiert ziemlich aggressiv, als Sie ihr erklären, was vorgefallen ist:

Schwester: *»Das soll wohl ein Scherz sein. Das ist doch nicht meine Schwester, über die Sie da reden!«*

Sie: *»Sie können es einfach nicht glauben.«*

Schwester: *»Nein, Sie übertreiben.«*

Sie: *»Es klingt nicht nach ihr.«*

Schwester: *»Absolut nicht. Ich meine, sie war immer schon etwas eigen, aber jetzt zu behaupten, es sei Demenz – das ist nicht richtig.«*

Sie: *»Das klingt zu hart.«*

Schwester: *»Das stimmt. Sie geht einfach ihrer Wege, wie üblich.«*

Sie: *»Am besten, man lässt sie in Ruhe.«*

Machen Sie so lange auf diese Art und Weise weiter wie notwendig. Im Grunde genommen stimmen Sie nicht zu.

Gehen Sie davon aus, zu Beginn außen vor gelassen zu werden

Am Anfang werden Sie möglicherweise feststellen, dass Sie die Familie nicht in private Diskussionen über finanzielle Themen und in die Vorausplanung miteinbezieht. Das ist verständlich. Stellen Sie allerdings sicher, dass die Person, die Sie betreuen, Teil dieser Treffen ist, insbesondere, wenn entschieden wird, wer dabei behilflich ist, sich um sie zu kümmern und wohin sie sich bezüglich zeitweiliger Pflege oder Vollzeitbetreuung wenden soll. Die Person existiert noch in ihrem Inneren. Versuchen Sie, der Familie zu vermitteln, dass ein Mensch mit Demenz immer noch bestimmte Meinungen und das Bedürfnis hat, zurate gezogen zu werden. Weisen Sie gleichzeitig alle darauf hin, dass sie ihre kommunikativen Grenzen berücksichtigen sollen.

Es kann sein, dass sich die Einstellung der Familie in den kommenden Monaten ändert, wenn sie feststellen, wie wertvoll Sie aufgrund Ihrer Vertrautheit mit der von Ihnen betreuten Person geworden sind. Sie beginnen womöglich, Sie als verlässliche Vertrauensperson oder sogar als Familienmitglied zu sehen.

Susans Klient Robert hatte merklich abgebaut und Susan empfand es als großes Kompliment, als die Familie mit ihm Rücksprache darüber hielt, in welches Krankenhaus Robert gebracht werden sollte.

Solches Vertrauen zu genießen ist einer der Pluspunkte dieses Berufs.

William schien sich nach 40 Jahren Ehe von mir abzuwenden. Er war nie erfreut, mich zu sehen, und bemerkte nicht, wenn ich gegen die schlampige Art protestierte, mit der er Dinge erledigte. Ich freute mich fast zu hören, dass er Lewy-Körper-Demenz hat. Das erklärte sein ausdrucksloses Gesicht!«

4 Arten und Symptome von Demenz

Demenz ist ein Überbegriff, um chronisch fortschreitende Erkrankungen im Gehirn und damit assoziierte Symptome zu beschreiben. Der Name, der Ihnen für die diagnostizierte Demenz genannt wurde, ist nicht so wichtig wie die Symptome, die die Person aufweist, da diese der »Feind« sind, mit dem Sie es zu tun haben werden.

Schmerz verursacht ungefähr ein Drittel der Verhaltensauffälligkeiten bei Demenz-Erkrankten. Er führt zu einer Verschlechterung der sprachlichen Fähigkeiten und verändert ihre physischen und geistigen Reaktionen. Da die Sprachfähigkeiten nachlassen, sind sie gezwungen, auf andere Weise zu kommunizieren. Sie können aggressiv und ausfällig werden, sich zurückziehen und schweigen oder beginnen, wirres Zeug zu reden. Als Helfer müssen Sie sich dieser Veränderungen bewusst sein und Ihre Kommunikationsstrategien dementsprechend anpassen.

Thomas, ein großer, kräftig gebauter Ingenieur, war in seinem Beruf ein strenger Werkmeister gewesen. Zu Hause jedoch war er ruhig und liebevoll gegenüber seiner Frau und seinen zwei erwachsenen Töchtern. Aber zwei Jahre nachdem er in Pension gegangen war, waren alle schwer erschüttert, als er anfing, sich generell widersprüchlich zu verhalten und vor allem seine finanziellen Angelegenheiten durcheinanderzubringen. Schließlich wurde bei ihm frontotemporale Demenz (Pick-Krankheit) diagnostiziert. Seine Familie konnte es nicht glauben. Seine Frau Jackie betreute ihn zu Hause und sorgte dafür, dass sie jede seiner wesentlichen Entscheidungen beaufsichtigte. Thomas akzeptierte seine Situation in aller Ruhe, selbst als es mit ihm bergab ging und er nicht mehr dazu in der Lage war, zu sprechen.

Drei Jahre später jedoch fing er an, mitunter aggressiv zu werden. Nachdem er morgens von Jackie angezogen worden war, stand er auf und sein Gesicht verfinsterte sich. Manchmal stieß er sie grob von sich, manchmal warf er seine Kleidung im Zimmer umher. Seine Töchter waren außer sich und sagten der Mutter, dass er in ein Pflegeheim kommen müsse, weil sie das Gefühl hatten, dass sie nicht länger sicher sei. Jackie sah nachdenklich aus. »Wisst ihr, wenn ich ihm morgens etwas Schickeres anziehe, weil wir ausgehen, gibt es keine Probleme. Vielleicht mag er diese Aufregung.«

»Vielleicht sind diese alten Hausschuhe, die er jeden Tag trägt, aber auch schon längst überfällig, Mum«, bemerkte ihre ältere Tochter. Sie zog ihrem Vater die schäbigen Schuhe aus und griff mit ihren Händen hinein. »Ja!«, rief sie triumphierend. »In der Sohle des linken Schuhs steckt ein spitzer Reißnagel. Kein Wunder, dass Dad jeden Tag so viel Zeit im Sitzen verbracht hat. Es muss wahnsinnig schmerzhaft gewesen sein und er konnte es uns nicht sagen.«

Thomas hatte Glück, so eine aufmerksame Tochter zu haben.

Da Sie eine Welt betreten, die neu für Sie ist, sind unten einige Beschreibungen verschiedener Arten von Demenz angeführt, gemeinsam mit Listen zahlreicher Symptome, die Ihnen helfen, die Krankheit und ihre Auswirkung auf die betroffene Person zu verstehen. Mediziner unterscheiden über 50 Arten von Demenz. Hier finden Sie die häufigsten und bekanntesten.

Die Alzheimer-Krankheit

Diese trifft auf ca. 60 Prozent der Demenz-Diagnosen zu. Über einen Zeitraum von vier bis 20 Jahren schalten sich allmählich alle körperlichen Funktionen – Kauen, Schlucken, die Verdauung und schließlich auch das Atmen – ab. Bei einer Autopsie findet man nichtauflösbare Eiweißablagerungen (amyloide Plagues) und ein Gewirr aus Neuronen. Der Verlust von Wörtern zu Beginn ist ein weitverbreitetes Symptom, dann machen sich vermischte Sätze und generelle Verwirrung deutlich bemerkbar.

Das erste Anzeichen für Sarahs Verschlechterung war, dass ihr gängige Wörter nicht mehr einfielen. Ein Jahr später wurde mir klar, wie schnell es mit ihr bergab gegangen war, als sie anrief, um mich zu sehen.

Ich strickte Spielsachen aus Wolle und zeigte ihr ein Buch, das mit bunten Strickmustern bebildert war. Sie blätterte die Seiten mit ihrer gewohnt sympathischen Konzentration um, war nicht fähig, irgendeinen Sinn in den Mustern zu erkennen, und sagte zu mir: »Was für eine bunte Menge an verschiedenen Enkelkindern Sie haben!«

Vaskuläre Demenz

Von vaskulärer Demenz sind oft Personen betroffen, die einen schweren Schlaganfall oder eine Reihe von »kleineren Schlaganfällen« (transitorische ischämische Attacken, TIA) hatten. Man erleidet einen Schlaganfall oft aufgrund eines Blutgerinnsels oder einer starken Blutung im Gehirn und »kleine« oder »unbemerkte« Schlaganfälle führen zu einer graduellen Verengung der Blutgefäße. Bei circa 15 Prozent der Demenz-Diagnosen handelt es sich um vaskuläre Demenz (in der asiatischen Bevölkerung gibt es jedoch einen weitaus höheren Prozentsatz, der Grund ist jedoch unbekannt). Bei schweren Schlaganfällen ist die Sprechfähigkeit deutlich betroffen. Man kann undeutlich Gesprochenem schwer folgen und es verlangt dem Zuhörer einiges ab. Versuchen Sie, ein »Alphabet der Laute« zu erstellen, die die von Ihnen betreute Person macht, analysieren Sie deren Bedeutung und richten Sie Ihre Aufmerksamkeit auf ihre Körpersprache. Sie können zu einem wertvollen Übersetzer für den Betroffenen werden. Überraschenderweise können gesungene Worte trotz Lähmung manchmal noch korrekt artikuliert werden.

Victoria – einst eine führende Sopranistin – hielt nach jedem ihrer Schlaganfälle tapfer daran fest, so oft wie möglich Sport zu machen. Obwohl sie weiterhin gehen konnte, verschwand ihre Fähigkeit, zu sprechen, und damit der Großteil ihrer Gehirnleistung. Zu ihrem 75. Geburtstag organisierte ihr hingebungsvoller Ehemann und Pfleger James ein Mittagessen. Victoria saß am Kopf des Tisches, sie war elegant gekleidet, sah bezaubernd aus und unterhielt ihre Gäste mit ihrem Lächeln und ihrem unzusammenhängenden Geplauder. Es waren allesamt treue Freunde, die mit einfühlsamer Aufmerksamkeit zuhörten. Nach dem Essen, als James zum gemeinsamen Singen aufrief, stach – zum Erstaunen aller – Victorias wunderschöne Stimme zwischen allen anderen hervor. Jedes Wort saß perfekt!

Lewy-Körper-Demenz

Die ersten Anzeichen von Lewy-Körper-Demenz (Lewy-Body-Demenz, LBD), wie leichte Verspanntheit, ein ausdrucksloses Gesicht, eine sehr leise Stimme und nicht mehr schreiben und lesen zu können, führen am Anfang oft dazu, dass Morbus Parkinson diagnostiziert wird. Später, wenn zu diesen Symptomen Halluzinationen, Stürze und Verwirrung hinzukommen, ändert sich die Diagnose und wird zu Lewy-Körper-Demenz. Die Lewy-Körperchen und Knäuel im Gehirn, die die Symptome verursachen, können nur mittels Autopsie bestätigt werden. Oft treten kurze Perioden auf, in denen die Person einen klaren Verstand zu haben scheint, weswegen man sich oft nicht sicher sein kann, ob die Demenz, eine Halluzination oder die Realität spricht, wenn die betroffene Person mit leiser Stimme spricht.

Emilys Rücken war völlig am Ende. Als sie den Eindruck hatte, dass Charles in einer seiner Klarphasen der Lewy-Körper-Demenz war, sagte sie ihm daher, dass es Zeit für eine Vollzeitpflege im Krankenhaus sei. Er antwortete so leise, dass sie ihr Ohr nahe an seinen Mund bringen und ihn darum bitten musste, sich zu wiederholen. Er antwortete: »Wenn ich in Vollzeitpflege komme, werde ich nicht länger als fünf Monate durchhalten!«

Und genau so kam es. Mit all seinen furchtbaren Unzulänglichkeiten wollte er nicht länger leben. Obwohl er die meiste Zeit sehr zusammenhanglos agierte, hörte er an dem Tag, an dem er in Pflege kam, zu essen und zu trinken auf. Er hatte nach wie vor die Eigenschaften eines Geschäftsführers und hatte immer noch die Kontrolle über sein Leben. Er starb einen Monat später.

Frontotemporale Demenz

Mit jemandem verwandt zu sein, der von diesem Leiden betroffen ist, kann rätselhaft und kompliziert sein. Körperlich gesehen scheint der Person nichts zu fehlen: Sie braucht kaum persönliche Hilfe und kann sich nach wie vor im Haushalt betätigen. Aber ihr Urteilsvermögen verschlechtert sich, sodass sie vielleicht übertrieben und zügellos Geld investiert oder verschleudert. Es wird Veränderungen hinsichtlich moralischer Vorstellungen, Persönlichkeit, Gemütslage, Weltanschauung, sozialer Verhaltensweisen und Sprache geben. Ihr Sprechvermögen wird mit der Zeit verkommen. Es kann beispielsweise vorkommen, dass sie ein und dasselbe Wort jedes Mal mit anderen Lauten wiederholt. Oder die Person beginnt, kurz und stoßweise zu sprechen und dabei Artikel oder Wörter wie »und« sowie gewisse Adjektive und anderes wegzulassen. Es kann schwer sein, sie zu verstehen. Seien Sie allgemein auf verschiedenste Veränderungen im Verhalten und bei der Sprache vorbereitet.

Wie man auf das, was der Betroffene sagt, reagiert, ist ebenfalls schwierig. Seien Sie sich aber generell bewusst, dass er wenig Kontrolle darüber hat, was er sagt und tut. Wenn das, was er sagt (oder tut), exzentrisch, aber harmlos ist, kommentieren Sie es am besten gar nicht. Sollten Außenstehende in Hörweite sein und es ist Ihnen als Betreuungsperson unangenehm, halten Sie immer Kärtchen zum Austeilen bereit, auf denen so etwas steht wie: »Bitte entschuldigen Sie das Verhalten dieser Person und ignorieren Sie sie. Sie hat frontotemporale Demenz, die ihr Verhalten und ihre Art zu sprechen beeinflusst.« Denken Sie daran, dass Sie immer professionelle Hilfe suchen können, wenn Sie mit der von Ihnen betreuten Person gar nicht mehr zurechtkommen.

Bridget ging hinaus in den Garten, um nachzusehen, was ihr Partner Matthew (der frontotemporale Demenz hatte) in der letzten halben Stunde so getan hat. Sie war entsetzt: Sie hätte ihn nicht unbeaufsichtigt lassen sollen. In der einen Hand hielt er die Säge, mit der anderen, in der er eine abgeschnittene Rose (einen ihrer Schätze) hielt, winkte er ihr zu. »Unkraut«, sagte er lapidar und warf sie in den Schubkarren.

Parkinson-Demenz

Mit jemandem zu kommunizieren, der Parkinson-Demenz hat, kann besonders schwierig sein. Die Kraft in den Stimmbändern zu verlieren – ein typisches Symptom dieser Krankheit – tritt für gewöhnlich zusammen mit Ausdruckslosigkeit im Gesicht auf. Die Menschen, die die betroffene Person umgeben, müssen sich anstrengen, um zu hören, was sie sagt, und können keine Hinweise in ihrem ausdruckslosen Gesicht erkennen. Zusätzlich dazu, dass sie damit ringt, ihre Gedanken zu sammeln, kann sie frustriert sein und sich dadurch, dass sie nicht verstanden wird, ausgeschlossen fühlen. Es gibt Mikrofone, die ihre Stimme verstärken können, diese sind allerdings teuer und unhandlich für den täglichen Gebrauch. Es ist hilfreich, wenn man nahe bei der Person sitzt, die sprechen möchte, und sich wirklich darauf konzentriert.

Georg hatte Parkinson-Demenz. Er bemühte sich sehr, mit seinen Freunden in Kontakt zu bleiben. Er sah ihnen beim Tennisspielen zu und blieb danach noch auf ein Bier. Er spielte auch regelmäßig – einmal in der Woche – Golf mit seiner alten Gruppe. Sie unterstützten ihn voller Loyalität. Er weigerte sich jedoch, auf Partys zu gehen, nachdem er eine mit seiner Tochter besucht und bemerkte hatte, dass die Leute über ihn hinweg redeten, als ob er nicht existieren würde.

Alkoholdemenz

Bei einer Person, die ständig und viel trinkt, entsteht Verwirrung. Was ihre Kommunikation am meisten beeinflusst, ist natürlich das zunehmende Lallen. Syntax und Satzstruktur bleiben so lange normal, bis jeglicher Sinn abhandenkommt. Falls die Person aufhört zu trinken, macht die Verschlechterung des Zustands auf dem Level der Einschränkung halt, die man bis dahin erreicht hat.

Jane hatte den Master of Science mit Auszeichnung erster Klasse gemacht, doch sie hatte eine Veranlagung zur Alkoholkrankheit geerbt. Ihre Freunde fragten sich, was mit ihr los sei, als sie 70 Jahre alt war. Sie wussten es, als Jane 80 Jahre alt und verwitwet war. Mit 85 Jahren stürzte sie und brach sich ein Bein. Nach einer erzwungenen Zeitspanne ohne Alkohol kam sie wieder aus dem Krankenhaus. Ihre Familie hoffte, dass dies bedeuten würde, sie sei geheilt, doch ihnen wurde mitgeteilt, dass es ihr lediglich nicht schlechter gehen würde. Sie fanden für Jane einen Platz in einer Abteilung für Demenz-Kranke. Sie blieb dort weiterhin eine kindliche, verwirrte Frau, bis sie zwei Jahre später an Leberkrebs starb.

Symptome von Demenz

Demenz wirkt sich unterschiedlich auf Menschen aus. Unten sind gängige Symptome aufgelistet, die Verhalten, kognitive Leistungen, körperliche Fähigkeiten und psychologisches Wohlbefinden beeinflussen.

Verhaltensauffälligkeiten

- Langeweile und Teilnahmslosigkeit
- Ungeschicklichkeit, Verlust von räumlichem Vorstellungsvermögen
- Ungehemmtheit
- Unorganisiertheit
- Essensvorlieben ändern sich
- Horten und Sammeln von Dingen
- Impulsivität

- Verstöße gegen das Gesetz
- Sich im eigenen Haus oder auf bekannten Wegen verirren
- Persönliche Hygiene wird vernachlässigt
- Besessenheit, sich wiederholendes und zwanghaftes Verhalten
- Überessen
- Ruhelosigkeit
- Unangebrachtes sexuelles Verhalten
- Sozialer Rückzug

Kognitive Symptome

- Kommunikationsausfälle
- Nachlassen von Konzentration
- Leicht ablenkbar
- Finanzielles falsch einschätzen
- Zunehmende Verwirrtheit
- Verlust des Urteilsvermögens
- Menschen nicht länger erkennen können
- Verschlechtertes Kurzzeitgedächtnis
- Lallende Sprache
- Beeinträchtigtes und schwer nachvollziehbares Reden
- Verworrenes Denken im Allgemeinen
- Unwissenheit über Zeit und Ort
- Die Fähigkeit, zu schreiben und zu lesen, nimmt ab

Körperliche Symptome

- Weniger Energie und Motivation
- Grimassen
- Inkontinenz
- Plötzliche und ruckartige Bewegungen
- Langsame und unkontrollierte Bewegungen
- Ungleichmäßiger Gang

Psychologische Symptome

- Angst
- Gleichgültigkeit
- Einbildungen
- Depressionen
- Übertriebene oder abgestumpfte Emotionen
- Fehlende Empathie
- Wahnvorstellungen
- Launenhaftigkeit
- Paranoia
- Psychosen

Diese Beschreibungen der gängigeren Arten von Demenz und die Liste an Symptomen können Ihnen – der betreuenden Person – helfen, indem sie Sie auf die unterschiedlichen Zustände des Gehirns aufmerksam machen, die die Krankheiten verursachen. Es ist möglich, dass Ihnen dieses Wissen die Freiheit gibt, in Zukunft selbstbewusst und kreativ mit Kommunikation zu experimentieren. Vielleicht finden Sie es hilfreich, Ihre Erfolge und Misserfolge in einem Tagebuch zu notieren, um später darauf zurückzugreifen.

»Mir wurde geraten, dieses Tagebuch zu beginnen, und mittlerweile liebe ich es. Ich hatte sprachlich nichts drauf, als ich in der Schule war, konnte überhaupt nicht rechtschreiben. Aber außer mir wird es niemand lesen. Ich fange an, meine Abende damit zuzubringen, und genieße es. Es ist jetzt vier Monate alt. Ich lese oft darin und staune über all die furchtbaren Dinge, die ich überlebt habe.«

5 Tagebuch führen

Regelmäßig Tagebuch zu führen ist eine gute Angewohnheit für Helfer. Schreiben hilft Ihnen zu verarbeiten, was tagsüber passiert ist. Es sorgt für Erleichterung, wenn Sie Ihre aufgestauten Gefühle aufschreiben, und schafft wichtige Aufzeichnungen über den Gesundheitszustand der Person, die Sie betreuen, und den Fortschritt der Demenz.

Eines der ersten Dinge, die ein Helfer oder eine Helferin daher tun sollte, ist, ein Tagebuch anzufangen. Nehmen Sie ein gebundenes Notizbuch mit vielen Seiten oder ein Ringbuch mit losen Blättern, um Ihre täglichen und wöchentlichen Höhen und Tiefen festzuhalten. Sie brauchen sich keine Gedanken um Ordnung und Rechtschreibung zu machen. Niemand außer Ihnen wird es sehen.

Eine regelmäßige Übung

Versuchen Sie, regelmäßig Tagebuch zu führen, selbst wenn Ihnen das Schreiben nicht so leicht von der Hand geht. Wählen Sie einen bestimmten Zeitpunkt tagsüber oder abends aus, an dem Sie Tag für Tag Ihren Stift in die Hand nehmen, Ihr Tagebuch aufmachen und anfangen, sich zu erinnern. Vielleicht fühlen Sie sich am Ende des Tages nicht mehr dazu in der Lage, sich hinzusetzen und zu schreiben, aber genau das braucht es. Sie werden eine Art Erleichterung spüren, während Sie die Ereignisse festhalten, die Ihnen ins Gedächtnis kommen. Machen Sie Schreiben zu Ihrer Priorität. Sie mögen in der Hinsicht mit sich selbst nachsichtig sein, sehen Sie es aber als etwas an, das erledigt werden sollte, als Einsatzbesprechung mit sich selbst. Führen Sie eine Selbstanalyse durch, wenn Sie dabei sind, die Details von dem, was Sie gesagt und getan haben, aufzuschreiben. Denken Sie daran, welche Emotionen Sie unterdrückt haben. Erinnern Sie sich auch an die Emotionen, die Sie bei der Person, die Sie betreuen, wahrgenommen haben, und was sie getan hat, damit Sie diese erkennen. Beschreiben Sie, wie Sie reagiert haben, und überlegen Sie, wie Sie anders hätten reagieren können. Daraus wird schnell ein umfassendes Werk dessen entstehen, was erfolgreich war und was nicht.

Tagebucheinträge

Wenn Sie Ihre Einträge datieren, ist es leichter zu sehen, wann etwas stattgefunden hat. Sie können in Ihrem Tagebuch nachlesen, wie Sie mit bestimmten Situationen umgegangen sind, und die Ergebnisse und Wirksamkeiten Ihrer Reaktionen über längere Zeit hinweg nachprüfen. Ein Tagebuch ermöglicht Ihnen, Hintergrundwissen über Ihre Situation aufzubauen. Das Geschriebene später noch einmal zu lesen verankert dieses Wissen in Ihrem Gedächtnis und oft kommen einem andere Bewältigungsstrategien in den Sinn. Dieser Prozess sollte Ihre Fähigkeiten als Pfleger oder Pflegerin maßgeblich verbessern und psychische Erleichterung bringen. Es ist, als würde man sich einem Betreuer offenbaren.

Was man festhalten kann

Die folgenden Beispiele zeigen, welche Art von Inhalten ein Tagebucheintrag umfassen kann. Sie veranschaulichen ebenso die Überlegungen, die das Aufschreiben täglicher Geschehnisse und Beobachtungen hervorbringt.

Habe Ariane um 11:15 Uhr mit ans Wasser genommen für Spaziergang und Eiscreme. Habe sie wie immer im Auto gelassen, als ich das Eis holte, danach würden wir ein bisschen herumspazieren. Aber sie stieg aus und stürzte über den Randstein. Zwei Fremde halfen ihr auf, doch sie war sehr verwirrt. Die beiden wussten nicht, was sie ausgelöst hatten. Ich kam zurück mit zwei Eistüten, die bereits am Schmelzen waren. Abgesehen von ihrer aufgeschürften Hand geht es Ariane gut. Hätte sie mitnehmen und auf der Bank vor dem Laden warten lassen, während ich das Eis kaufe. Sollte sie von nun an niemals alleine im Auto lassen, ohne zuzusperren, könnte aber gefährlich sein. Ich bat die Fremden darum, die Eistüten zu halten, während ich Ariane abstaubte. Hab ein Taschentuch um ihre Hand gebunden. Konnte sie nicht wieder ins Auto setzen, mögliche Verschmutzung durch geschmolzenes Eis zu groß. Die Fremden lehnten das Eis ab, als ich es ihnen anbot. Zog sie auf die Seite und versuchte, ihnen Arianes Demenz zu erklären.

Mir wird klar, dass ich ihn niemals mit irgendetwas konfrontieren darf, wenn ich eine harmonische Beziehung mit ihm haben möchte. Er muss jedes Mal »gewinnen«. Ich werde tun, was zu tun ist, seine Sachen zu Ende bringen, Dinge erledigen, die er schlampig gemacht hat. Denn wenn ich ihn darauf aufmerksam mache, ernte ich böse Blicke oder bekomme einsilbige Antworten. Ich habe verstanden, dass er es nicht besser kann.

George hat letzte Woche eine Ausrede gefunden, um nicht zu seiner üblichen Snooker-Partie zu gehen. Auch heute hat er es vermieden hinzugehen. Was passiert mit ihm? Er hat diese Treffen mit seinen Freunden immer geliebt. Vielleicht tritt eine neue Stufe seiner Demenz zutage.

Der Lerneffekt ist in jedem dieser Fälle offensichtlich. Solche Details aufzuschreiben und immer wieder zu lesen hilft, Neues zu lernen.

Ihr Tagebuch ist auch ein naheliegender Ort, um den Überblick über die Gesundheit der Person (und ihre eigene) zu behalten. Halten Sie also alle ungewöhnlichen Vorkommnisse fest, wie zum Beispiel Verstopfung oder Inkontinenz, Erbrechen, Bettnässen, Stürze. Oder aber auch ungewöhnliche Reaktionen auf Medikamente, Sport oder Unterhaltung. Schreiben Sie alle wichtigen und unwichtigen Details auf – es gibt kaum Sachen, die nicht wichtig genug sind – und seien Sie dabei präzise und ehrlich. Lesen Sie Ihr Tagebuch vor dem nächsten Arztbesuch durch und machen Sie eine Liste der Dinge, die Sie besprechen wollen.

Vor der Person schreiben

Zögern Sie nicht, in Anwesenheit der Person zu schreiben, die Sie betreuen. Sie wollen nicht so wirken, als hätten Sie ein Geheimnis. Außerdem will die Person an allem, was passiert, teilhaben. Sagen Sie ihr also, dass Sie das ebenso für sie wie auch für sich selbst tun. Es ist unwahrscheinlich, dass sie lesen wird, was Sie geschrieben haben. Verstecken Sie es trotzdem für alle Fälle. Sollte sie dagegen sein, dass über sie geschrieben wird, müssen Sie natürlich Tagebuch schreiben, wenn sie nicht da ist.

Wie man »mit sich selbst redet«

Sehen Sie Ihr Tagebuch als eine Art inneren Dialog an, den Sie fortführen. In diesem Fall bedeutet »mit sich selbst reden« nicht, dass Sie verrückt sind, sondern es bedeutet, dass Sie vernünftig sind und üben, wie man jemanden betreut. Aktuelle Studien zeigen, dass regelmäßige mentale Übungen, wie ruhige Reflexion und Tagebuchführen, sehr effektiv sind – genauso wie regelmäßiges Üben wichtig ist, um sein Können in Fähigkeiten wie Klavierspielen zu verbessern. Sich um eine Person mit Demenz zu kümmern kann Ihre Kapazitäten auf alle möglichen Arten erschöpfen. Regelmäßig über Ihre täglichen Beobachtungen und Entscheidungen nachzudenken und diese aufzuschreiben kann zu einem besseren Verständnis von all dem führen, was vor sich geht.

Vorteile des Tagebuchführens

Sich Zeit zu nehmen, um etwas in sein Tagebuch zu schreiben, ist nicht selbstbezogen, es ist unverzichtbare und notwendige Gehirnarbeit. Die komischen, seltsamen oder verunsichernden Momente, die Sie durchlebt haben, werden zu wertvoller Hintergrundinformation für Ärzte oder Spezialisten. Vielleicht erscheinen Ihnen Ihre Einträge trivial, aber ein erfahrener Arzt weiß, was von Bedeutung ist, und kann in Ihren Aufzeichnungen wichtige Hinweise ausmachen.

Eintragung von Peters Frau:

7:00. Bin wach. Mache Haferbrei. Ziehe die Vorhänge auf, hol mir mein Frühstück und beginne den Tag.

7:20. Peter kommt. Ich nehme ihn und ziehe ihm den Morgenmantel an. Gebe ihm eine Flasche für seinen Urin (zwei Minuten). Führe ihn in die Küche. Setze ihn auf den Stuhl (zwei Minuten). Gebe ihm Haferbrei.

Gebe die nassen Handtücher in die Badewanne und wische den Urin im Bad von letzter Nacht weg. Gebe Stef Obst und esse mein Frühstück.

Gebe den durchnässten Kloteppich in die Wäschekiste, gebe die Wäsche von gestern in den Trockner.

Gebe Peter seine Tabletten. Halte die Tasse, während er Milch trinkt.

7:50. Peter beschließt, »große Taten« zu vollbringen. Führe ihn ins Badezimmer, ziehe ihm den Morgenmantel aus (drei Minuten). Er ändert seine Meinung. Ich stehe da, während er sich entscheidet (zwei Minuten). Er wandert ihm Haus umher, während ich Papier sortiere und aufräume (15 Minuten). Er kommt ins Schlafzimmer. Sagt mir, ich bin seine zweite Frau.

8:20. Peter beschließt, dass er gerne auf der Toilette sitzen würde. Es dauert drei Minuten, um ihn in die richtige Position zu bringen. Er sitzt endlich und bittet mich, zu warten. Ich warte vier Minuten, trage dann die Wäsche in die Küche, wasche die Handtücher (»Missgeschick« letzte Nacht) und kehre zurück. Wische ihm den Hintern ab. Er sagt, er wartet nicht bis 8:30 auf seinen Betreuer, also drehe ich die Dusche auf. Dann sagt er, er wird nicht in die Dusche steigen. Ich lasse ihn dort, damit er sich entscheidet.

8:40. Der Helfer kommt und übernimmt.

Dieser detaillierte Bericht über Zeit und Verhalten ist wertvoll für Peters Frau und den Vollzeitbetreuer. Sie kann etwas davon mit dem Helfer teilen, um ihn wissen zu lassen, wie Peters (und ihre) Tage verlaufen. Es später zu lesen hilft ihr dabei, Veränderungen in Peter auszumachen. Ein Tagebuch zu führen erlaubt Ihnen auch, im Privaten Dampf abzulassen. Sie können so ungeduldig, aggressiv oder mit so viel Selbstmitleid schreiben, wie Sie wollen. Es hilft Ihnen ebenfalls dabei, mit all Ihren anderen Emotionen umzugehen.

Ich fühle mich niedergeschlagen. Das ungeheure Ausmaß dessen, was vor mir liegt oder liegen könnte, sitzt irgendwo zwischen meinem Bauch und meiner Brust und drückt – in meinem Herzen? Innerlich weine ich. Es ist unheimlich schwer, mit all diesen Situationen umzugehen, mit dem alles an sich reißenden Geschäftsführer mitzufühlen und zu verstehen, wie er sich fühlt, ohne ihm seine Würde zu nehmen. Ich leide mit ihm, aber wir können nicht beide in der Tiefe versinken. Ich kann ihn nur oft in die Arme nehmen und versuchen, ihm mit meiner Liebe zu helfen.

Seien Sie bereit für einen Haufen unbekannter, starker und komplexer Emotionen, die Sie in nächster Zeit bei sich feststellen werden, wenn Sie Ihr Tagebuch auf diese Art und Weise führen und festhalten, wie Sie sich fühlen. Darunter können Trauer, Ungläubigkeit, schreckliche Angst, Erstaunen, Befremdung, Leid, Scham und Wut sein. Sie empfinden vielleicht große Enttäuschung darüber, dass Ihre Träume zerstört wurden, oder große Entschlossenheit, schwierige Situationen zu handhaben und zu bewältigen.

Sie können besser mit Ihren Emotionen umgehen, sobald Sie sie einmal benannt haben. Schreiben Sie diese daher auf und sprechen Sie mit der Person, die Sie betreuen, darüber. Machen Sie es sich zur Gewohnheit, einander sowohl Ihre negativen als auch Ihre positiven Gefühle mitzuteilen. Das macht sie erträglicher. Besprechen Sie den Tag gemeinsam. Seien Sie ehrlich.

Sie finden vielleicht auch heraus, dass Sie sich weiser fühlen, besser zurechtkommen und das Leben einfacher erscheint, nachdem Sie etwas in Ihr Tagebuch geschrieben haben. All das ist legitim, produktiv und essenziell, wenn Sie von dieser Aufgabe etwas lernen und überleben wollen. Es ist von elementarer Bedeutung, dass Sie verstehen, wie wichtig es ist, mit sich selbst zu kommunizieren. So analysieren Sie Situationen und verbessern Ihre Kommunikationsfähigkeiten.

»Ich liebe es, wie sich im Englischen all diese Gefühle reimen: sad, bad, mad, glad, scared (auf Deutsch traurig, schlecht, verrückt, froh, verängstigt). Ich gehe davon aus, dass da mehr dahintersteckt.«

6 Gefühle und Kommunikation

Gefühle beeinflussen Kommunikation auf der ganzen Welt, im Guten wie im Schlechten. Jede Kultur hat eine andere Art, Gefühle zu erkennen und mit ihnen umzugehen. Die Wortwahl, der Ton der Stimme, die Verständlichkeit der Nachricht – alle sind von Gefühlen abhängig.

Mit unseren eigenen Gefühlen umzugehen und die der anderen zu akzeptieren ist von höchster Wichtigkeit für erfolgreiche Beziehungen. Dafür benötigt man wiederum Wissen, Fokus und Aufmerksamkeit. Es gibt weit über 200 verschiedene, identifizierbare, benannte Gefühle oder Emotionen. Sie können in die folgenden fünf Gruppen zusammengefasst werden.

- traurig
- schlecht
- wütend
- glücklich
- verängstigt

Wie viele können Sie benennen? Machen Sie sich eine Liste und machen Sie danach auch eine mit der Person, die Sie betreuen.

Gefühle aktivieren unsere Drüsen und bewirken, dass sie Sekrete abgeben, die in unseren Kreislauf fließen und körperliche Symptome produzieren. Diese körperlichen Symptome, die wir Gefühle nennen, zu unterdrücken kann allzu oft die Gesundheit gefährden. Das zu wissen ist wichtig für Sie beide. Versuchen Sie von nun an, sich über Ihre Gefühle im Klaren zu sein, und üben Sie – unauffällig –, diejenigen der von Ihnen betreuten Person zu identifizieren.

Ihre Gefühle identifizieren

Sie können die Gefühle der Person, die Sie betreuen, sowohl an ihrer verbalen als auch an ihrer nonverbalen Kommunikation erkennen. Sie können die Gefühle und das Verständnis Ihres Gegenübers oft anhand seiner nonverbalen Reaktionen erkennen, wenn Sie es vorsichtig beobachten, während es Ihnen beim Sprechen zuhört. Indem Sie aufmerksam auf solch unausgesprochene Botschaften achten, kann sich Ihre gemeinsame Kommunikation generell verbessern.

Als Stefanie Paul erzählte, dass sein örtliches Parlamentsmitglied einen Autounfall gehabt hatte, entdeckte sie einen Hauch von Freude in seinen Augen. »Aha«, sagte sie, »wir denken also beide, dass er ein hitzköpfiger Charakter ist. Du tust dich schwer, Mitleid zu empfinden, weil du denkst, dass es vorhersehbar war.« In seinem Gesicht machte sich ein Lächeln breit und er nickte. Er zeigte sich erfreut, dass seine Gefühle erkannt worden waren und akzeptiert wurden.

Erkennen Sie die unausgesprochenen Gefühle und vermitteln Sie der betroffenen Person, was Sie beobachten. Seien Sie sich bewusst, in welcher Verfassung sie zu sein scheint, wenn Sie bei ihr sind. Das Leben kann immer noch interessant für sie sein – oder todlangweilig. Ihre Gefühle können durch Sie angeregt werden oder aber auch durch Geschehnisse, die nichts mit Ihnen zu tun haben. Da ihr die richtigen Wörter nicht einfallen, kann sie ihre Gefühle nicht benennen und es kann sein, dass sie aus ihr herausbrechen. Ihr Gesichtsausdruck und ihre Körperspannung werden Hinweise geben.

»Meine Güte, Joan, du musst schrecklich gelangweilt sein. Jack und ich unterhalten uns hier seit einer halben Stunde, während du da in der Ecke hockst!«

Machen Sie von Ihrer Intuition Gebrauch

Lassen Sie Ihrer Intuition freien Lauf und achten Sie auf die Körpersprache der Person, um ihre Stimmung zu verstehen. Meist müssen Sie nicht innehalten und genau ergründen, was Sie wahrnehmen, da die meisten Tätigkeiten alltäglich sind. Aber manchmal werden Sie bemerken, wie sich Ihre Gefühle aufstauen und nicht zum Ausdruck gebracht werden können. Vertrauen Sie auf Ihre Intuition. Stellen Sie gut begründete Vermutungen an und geben Sie den Gefühlen, die Sie wahrnehmen, einen Namen. Klären Sie danach ab, ob Ihre Annahmen zutreffen, und sorgen Sie dafür, dass sich die Person nicht bloßgestellt und ertappt fühlt.

»Ich habe unseren Nachbarn vor einer Weile mit dir reden gesehen. Er ist immer etwas eigen. Ich kenne ihn und seine Art. Du bist vermutlich irritiert, nachdem du ihn getroffen hast.«

»Das letzte Mal, als ich dich gesehen habe, warst du ganz aus dem Häuschen wegen dieses Films. Es muss dich fast aus dem Sitz gehoben haben und hat dein Herz höherschlagen lassen.«

Ein kurzer Kommentar wie dieser, formuliert als Aussage, kann den Betroffenen runterbringen, wenn ihn der Nachbar aufgeregt hat oder er Dampf ablassen und Ihnen etwas über die Geschichte des Films erzählen möchte.

Eigene Gefühle erkennen

Seien Sie sich der Veränderungen in Ihrem Körper bewusst, die Sie spüren, wenn Sie Emotionen empfinden. Da kommen Ihre Nebennieren und andere Drüsen ins Spiel. Sprechen Sie mit der Person, die Sie betreuen, offen über Ihre Gefühle, wenn es angemessen scheint und das Timing stimmt. Sprechen Sie ehrlich über Ihre Gefühle und erlauben Sie Ihrem Gegenüber, über seine zu reden. Es ist wichtig, die eigenen Gefühle auszudrücken, wenn sie Ihren Tag bestimmen.

Hans' alter Freund rief an. »Wie geht's, alter Kumpel?«, erkundigte er sich.

»Ach, ganz gut, danke«, antwortete Hans. In Wahrheit war er den Großteil der Nacht mit seiner schwer dementen Frau wach gewesen und mittlerweile mit seinem Latein am Ende. Nach einem kurzen Gespräch legte er den Hörer auf, fühlte sich einsam und völlig am Ende. Er dachte sich: »Wenn er nur wüsste!«

Hans hatte die Chance verpasst, sein Unglück auszudrücken. Die Konversation wäre wohl ganz anders verlaufen, wenn er sich seine Gefühle eingestanden hätte.

Hans' alter Freund rief an. »Wie geht's, alter Kumpel?«, erkundigte er sich.

Hans legte los: »Ach, mein Freund, wenn du wüsstest! Ich bin eigentlich ziemlich erschöpft und mit meinem Latein am Ende. Ich weiß nicht länger, wie ich damit zurechtkommen soll. Ich war mit du-weißt-schon-wem fast die ganze Nacht wach.«

Sein Freund antwortete sofort mit verständnisvollen Worten, die bewirkten, dass Hans sich besser fühlte, und er war froh, dass andere wussten, was los war.

Indem er es seinem Freund erzählte, baute Hans den Druck ab, der sich in ihm angestaut hatte. Das war eine kluge Antwort.

Teilen Sie Ihre Gefühle mit

Teilen Sie der Person, die Sie betreuen, mit, wie Ihre Umwelt Sie behandelt. Es ist ein Weg, um sie wissen zu lassen, dass Sie gerne Dinge mit ihr teilen. Wenn Sie von Ihrer Umwelt wunderbar behandelt werden, freut sie sich mit Ihnen.

»Ich bin total begeistert! Mein Chef hat mich gerade befördert und mir eine Gehaltserhöhung gegeben!«

»Ich habe wunderbare Neuigkeiten: Das Invaliditätszentrum stellt dir endlich einen kostenlosen Rollator zur Verfügung.«

Teilen Sie dem Betroffenen auch mit, wenn Sie schlecht gelaunt sind, sonst könnte er glauben, er sei der Grund für Ihre schlechte Laune.

»Tut mir leid, dass ich so lange gebraucht habe, um dich abzuholen. Ich hatte wahnsinnige Schwierigkeiten beim Starten des Autos. Es kam gerade vom Service zurück, aber sie haben es offenbar nicht ordentlich gemacht. Es stört mich und ich bin sehr verärgert darüber.«

Tun Sie nie so, als hätten Sie beide keine Gefühle. Sie müssen einander nicht alles sagen, aber Gefühle längere Zeit zu unterdrücken ist noch nie gesund gewesen. Unangenehme Emotionen, die unterdrückt werden, werden in unseren Venen zu Essig. Sie bringen unsere Bewältigungsstrategien durcheinander und können uns sogar krank machen.

Positive Gefühle werden noch besser, wenn man sie teilt. Es ist nicht wichtig, wie Sie vorher mit Emotionen umgegangen sind. Sich in der Gegenwart auf sie zu konzentrieren wird Ihnen jetzt und in Zukunft beim Kommunizieren helfen.

Halten Sie einander auf dem Laufenden. Vergleichen Sie die Gefühle, die die Person erwähnt (oder die Sie für sie identifizieren), mit Ihren eigenen. Sprechen Sie über Gefühle, die Sie beide teilen, aber auch über jene, die sich unterscheiden. Akzeptieren Sie sie, teilen Sie sie und denken Sie an sie zurück. Entdecken Sie, wie angenehm es ist, das regelmäßig zu tun. Das ist der Weg zu eindeutiger Kommunikation, geistiger Gesundheit und Demenz, mit der man umgehen kann.

»Manchmal werde ich einfach wahnsinnig. Berta trägt ihr Hörgerät einfach nicht. Es ist schlimm genug, mit ihrer Demenz zu leben, auch ohne dass ich freundlich wirken muss, während ich sie anschreie.«

7 Kommunikationsbarrieren

Gute Kommunikation mit jemandem, der Demenz hat, hängt zum Großteil von Intuition und Einfühlungsvermögen auf Ihrer Seite ab, sowohl hinsichtlich der Interpretation dessen, was die Person mit Demenz versucht auszudrücken, als auch hinsichtlich der effektiven Übermittlung Ihrer eigenen Botschaften. Allerdings wird es einige Kommunikationsbarrieren geben, die Sie, inmitten des Minenfeldes täglicher Hindernisse, mitbedenken müssen. Sich dessen bewusst zu sein und prompt mit praktischen Lösungen aufzuwarten, sobald Probleme erkennbar werden, wird den vor Ihnen liegenden Weg einfacher machen.

Sprechschwierigkeiten

Zu Beginn haben Menschen mit Demenz wenige Sprachprobleme. Sie werden zwar Wörter vergessen, aber mit alltäglicher Sprache halbwegs zurechtkommen. Sie werden gut mit ihnen auskommen. Erst wenn die Demenz weiter fortgeschritten ist, werden wirre Sätze und verdrehte Wörter Sie auf die Probe stellen und die Sprachbarrieren werden immer deutlicher. Treffen Sie allerdings von Anfang an die Entscheidung, ihre Botschaften mit Respekt entgegenzunehmen, egal wie seltsam diese auch erscheinen mögen.

Der Verfall wird ungefähr in dieser Reihenfolge vonstattengehen.

Der Betroffene wird:

- Namen und allgemein bekannte Fakten vergessen.
- Wörter falsch verwenden, falsch aussprechen, Wörter wiederholen oder erfinden.
- leicht abzulenken sein und mitten im Satz zu sprechen aufhören.
- einer Konversation nur langsam folgen können.

- desinteressiert aussehen, ein maskenähnliches Gesicht und eine monotone Stimme haben.
- beginnen, sich einer herausfordernden oder unangemessenen Sprache zu bedienen.
- sich zurückziehen, nonverbale, vage Gesten verwenden und wenig sprechen.
- brabbeln, während des Sprechens außer Atem sein und nicht sagen, was er meint, obwohl er in seinem Inneren weiß, was er sagen möchte.

Menschen mit Demenz können frustriert werden, wenn sie die Worte, die sie suchen, nicht finden können. Sie werden normal mit Ihnen kommunizieren wollen, aber Schwierigkeiten damit haben.

»Frau Müller … als Sie draußen waren und hat mir gesagt …«, sagte Max zu Daniela, als sie nach Hause kam. Dann hielt er inne. Er sah angestrengt aus. Sein Mund und seine Lippen bebten. Daniela wartete geduldig darauf, dass er den Satz beendet. Schließlich sagte sie: »Es ist schwer für dich, mein Lieber. Danke, dass du mir diese Nachricht mitteilst. Ich rufe sie in einer Minute zurück.«

Daniela ließ Max seine Würde und dachte daran, ihn nicht aus Ungeduld zu unterbrechen und seinen Satz für ihn zu beenden.

Nehmen Sie niemals ein Wort vorweg, wenn die Person mit Demenz nachdenkt. Geben Sie ihr Zeit, damit sie es selbst herausbringt; warten Sie, bis sie spricht. Wenn Sie zum Beispiel mit ihr in einer Sprechstunde sind und sie damit hadert, die Fragen des Arztes zu beantworten, vermeiden Sie, Antworten zu geben, solange es nicht wirklich notwendig ist. Es kann sein, dass sie niedergeschlagen und still dasitzt, stottert oder sich an Sie wendet, damit Sie ihr helfen.

Jakob hatte sich einige Jahre lang um Clara gekümmert und sie hatten ihre eigenen Kommunikationsmethoden entwickelt. Trotz ihrer Demenz war sie sehr selbstkritisch. Nachdem sie eines Tages in einer Sprechstunde mehrmals erfolglos versucht hatte, die Fragen des Arztes zu beantworten, wandte sie sich an Jakob, der still dasaß, und sagte: »Antworte du ihm, Jakob.«

Sollte sich der Arzt in solchen Situationen bezüglich einer Antwort zu schnell an Sie wenden, bitten Sie auch ihn, zu warten. Generell gilt, sprechen Sie nicht für die Person mit Demenz und schlagen Sie keine Wörter vor, die sie zu finden versucht (oder vielleicht nur ab und zu). In ihrem Inneren existiert sie nach wie vor und möchte es selbst schaffen. Sie könnte sich erniedrigt fühlen, wenn Sie an ihrer Stelle sprechen. Warten Sie daher ab. Halten Sie sich auch nicht damit zurück, andere Leute wissen zu lassen, dass es keine gute Idee ist, Wörter vorzuschlagen und Sätze in ihrem Namen zu beenden. Da Sie dies möglicherweise öfter als einmal sagen werden müssen, sollten Sie sich Ihre Ratschläge schon im Voraus zurechtlegen.

Verlust von Wörtern

Die betroffene Person wird nach Wörtern suchen, an die sie sich nicht erinnern kann, und zu faszinierenden, innovativen Ergebnissen kommen. Sie sagt zum Beispiel vielleicht »das klebrige Zeug an meinen Schuhen«, wenn sie Schlamm oder Erde meint, oder »Fleisch auf einem Schwert«, wenn sie versucht, Grillhähnchen zu beschreiben, oder auch »ein Vogel mit einem großen Schnabel«, wenn ihr die Bezeichnung Eisvogel nicht mehr einfällt. Falls es notwendig ist, zu bestätigen, dass Sie wissen, worüber sie redet (was oft nicht der Fall ist), machen Sie es klar, indem Sie sagen »Du hast Schlamm an deinen

Schuhen« oder »Du hast Grillhähnchen gegessen« oder »Das ist ein Eisvogel«.

Wenn Sie falschliegen, wird die Person wahrscheinlich versuchen, Sie zu berichtigen. Jegliche positive Reaktion Ihrerseits ist beruhigend für sie. Damit zeigen Sie, dass Sie zuhören und akzeptieren, was sie sagen will, und dass Sie gerne Zeit aufwenden, um zu verstehen, was sie sagt.

Klarstellung ist ein praktisches Werkzeug, um zu verstehen, was gemeint ist. Sagen Sie der Person, was Sie verstehen, und warten Sie auf ihre Bestätigung. Gehen Sie nicht davon aus, dass ihre Demenz bedeutet, dass sie verrückt sein muss.

Jakob war mit seiner Frau Clara zum Arzt gegangen. »Herr Doktor, meine Strümpfe tun mir weh und meine Knie passen mir nicht.« Der Arzt sah Jakob mit erhobenen Augenbrauen an. Jakob machte einen ersten Versuch: »Du meinst, deine Knie tun weh, Clara.« Clara schüttelte den Kopf und zeigte auf ihre Füße. Jakob versuchte es erneut: »Deine Füße tun weh, Clara.« Clara nickte.

Jakob gab nicht auf: »Deine Füße tun weh und etwas, das mit deinen Knien zu tun hat, macht es noch schlimmer.« Clara nickte. »Deine kniehohen Strümpfe sind das Problem.« Clara lächelte und stimmte ihm zu.

Partieller oder totaler Sprachverlust

Manche Menschen, die Demenz haben, verlieren die Fähigkeit, zu sprechen, ohne ersichtlichen Grund. Man nennt das auch »Aphasie«. Möglicherweise sind sie noch in der Lage, zu schnauben und Geräusche zu machen.

Dieter war ein kompetenter Anwalt und Golfer gewesen, bis eine unerklärliche Krankheit zu Demenz und dann zu völliger Stummheit führte. Seine Familie kümmerte sich liebevoll um ihn. Eines Tages jedoch ignorierten sie ihn quasi, als sie sich in seiner Gegenwart über die Renovierung des Hauses unterhielten. Dieter saß still in der Ecke auf seinem Stuhl, doch als sie sich für Schwarz als Farbe für den neuen Teppich entschieden, bemerkten sie plötzlich, dass er Geräusche von sich gab. Sein Gesicht war rot, er blickte missbilligend drein und schnaubte wild. Sein Bedürfnis, sich auszudrücken, ermöglichte ihm, Geräusche von sich zu geben. Seine Familie verstand die Botschaft: Er wollte Schwarz nicht!

Ihre örtliche Anlaufstelle für Demenz sollte Ihnen mit Strategien und Werkzeugen für den Umgang mit Aphasie behilflich sein können. Zum Beispiel Visitenkarten, auf denen steht: »Ich habe Aphasie, ich kann nicht sprechen. Unter dieser Nummer können Sie jemanden erreichen, der sich um mich kümmert: 123456.« Diese Karten sollte die Person mit Demenz immer bei sich haben.

Nuscheln

Bitten Sie einen Zahnarzt nachzusehen, ob die dritten Zähne richtig sitzen, falls die Person, die Sie betreuen, zu nuscheln beginnt und Sie nicht länger verstehen, was sie sagt. Das Zahnfleisch kann über die Jahre weniger werden und die Zahnprothesen können im Mund hin und her rutschen. Oder Sie finden mit Schrecken heraus, dass die Person Mundfäule hat, was das Tragen falscher Zähne sehr schmerzvoll macht.

Hörsturz

Wenn die Person mit Demenz an Hörverlust leidet, sollten Sie praktische Ansätze finden, um ihr Hörvermögen und die Interaktion mit anderen zu optimieren. Achten Sie darauf, dass die Batterien des Hörgeräts aufgeladen und das Gerät eingeschaltet ist, und lassen Sie es regelmäßig überprüfen.

Wenn Sie mit der betroffenen Person sprechen wollen, achten Sie darauf, dass es keine anderen Geräusche und Ablenkungen gibt, bevor Sie damit anfangen. Finden Sie einen Weg, wie Sie die Aufmerksamkeit auf sich ziehen können, damit sie weiß, dass Sie etwas sagen wollen. Positionieren Sie sich direkt vor ihr auf gleicher Augenhöhe.

Achten Sie darauf, wie Sie sprechen, wenn es so scheint, als könnte Sie die Person nicht hören oder verstehen. Seien Sie deutlich in Ihrer Artikulation und vermeiden Sie es, zu nuscheln. Öffnen Sie Ihren Mund etwas weiter und verwenden Sie Ihre Lippen auf leicht übertriebene Art und Weise, sodass die Wörter klar und langsam geformt werden – aber ohne dass es so aussieht, als würden Sie Sprechübungen machen!

Es kann allerdings auch einen anderen Grund für ihre Schwerhörigkeit geben: Ohrenschmalz. Ohrenschmalz kann sich mit dem Alter unbemerkt vervielfachen, jedoch auch leicht entfernt werden. Lassen Sie die Ohren des Betroffenen alle paar Monate kontrollieren und machen

Sie selbst einen Hörtest, um sicherzustellen, dass Sie nicht selbst ein klein wenig schwerhörig werden.

Eine Möglichkeit, wie Sie der Person, um die Sie sich kümmern, helfen können, mit ihren Freunden in Kontakt zu bleiben, ist, einen Verstärker ins Festnetztelefon einzubauen, solange sie nur geringfügig schwerhörig ist. Sie können sie auch dazu ermutigen, die Lautsprecherfunktion auf ihrem Smartphone zu benutzen, falls sie bereits eines verwendet. Ihr Gehirn ist nur auf eine gewisse Weise eingeschränkt und sie ist möglicherweise nach wie vor in der Lage dazu, ihre Freunde anzurufen, wenn sie sich einsam fühlt, und abzuheben, wenn das Telefon läutet. Oder sie weiß, wie man sagt: »Warte einen Moment. Ich hole mein gutes Telefon.«

Seien Sie sich jedoch bewusst, dass die Zeit kommen wird, in der die betroffene Person Sie nicht mehr hören wird, weil ihr Gehirn die Wörter nicht länger versteht.

Blindheit

Es mag so scheinen, als seien partielle Blindheit oder die Tatsache, dass man überhaupt nichts mehr sehen kann, ein gigantischer Nachteil für jemanden mit Demenz. Und doch ist es so, dass Menschen, die seit geraumer Zeit an geringem Sehvermögen leiden, ihre üblichen Bewältigungsstrategien trotz ihrer Demenz einsetzen. Falls man ihnen beispielsweise die Form von Gegenständen, die sie verwenden sollen, beschreibt und diese immer am gleichen Ort aufbewahrt werden, wissen sie, wie sie sie ertasten können. Sie können allerdings panisch werden, wenn ihnen Vertrautes nicht auf seinem Platz ist. Sie können aufbrausend werden, sobald irgendetwas Ungewöhnliches geschieht.

Felix begann sein Augenlicht zu verlieren, als er in seinen Dreißigern war. Seine Demenz begann, als er auf die 60 zuging. Vier seiner älteren Enkelkinder erinnerten sich noch, wie er einmal gewesen war, und behandelten ihn verständnisvoll und mit Respekt. Die jüngeren waren schwieriger zu kontrollieren. Da er ihr Großvater war, liefen sie auf ihn zu, um ihn zu umarmen, wenn sie ihn von Zeit zu Zeit besuchten. Doch es endete nur damit, dass sie ihm einen unangenehmen Schrecken einjagten. Jetzt denken sie, dass er ein mürrischer alter Mann ist.

Ihnen musste gesagt werden, was mit ihrem Großvater geschieht, und jene, die zu jung waren, um es zu verstehen, mussten zurückgehalten werden. Er musste vor solchen unerwarteten Geschehnissen gewarnt werden.

Falls die Person, die Sie betreuen, ein eingeschränktes Sehvermögen hat und beginnen muss, einen Rollator zu verwenden, gibt es wenig, wodurch Sie ihr das erleichtern können. Sie wird oft vergessen, den Rollator zu benutzen, und falls sie sich daran erinnert, wird sie gegen Sachen stoßen und Spuren im Haus hinterlassen. Wenn sie jedoch früh genug mit dem Rollator in Kontakt kommt, bevor die Demenz zu weit fortgeschritten ist, kann es ihr mitunter gelingen, trotz dieser Krankheit einen eigenen geistigen Plan des Hauses anzufertigen und trotz ihrer Sehbehinderung gut mit dem Rollator zurechtzukommen.

Sie sollten die Person in für sie ungewohnten Situationen generell mit warmen, aber bestimmten Berührungen führen, beispielsweise wenn sie sich in einem neuen Restaurant hinsetzen soll. Beschreiben Sie klar und deutlich das neue Umfeld oder was gerade passiert, damit sie sich zurechtfindet. Es dauert vielleicht lange, bis sie es wirklich verinnerlicht hat, aber es wird ihr helfen. Unterstützung, Orientierungshilfen und Trost sowie Geduld und sichere, sanfte Arme und Hände werden immer wichtig sein.

Schlechte Laune und Depression

Personen, die an Demenz leiden, werden oft selbstbezogen. Was auch immer man sagt, wird in ihrem Gehirn ins Negative gekehrt. Diese schlechten Stimmungen können andauern und sogar zu Depressionen heranwachsen. Depressionen fühlen sich an, als würde man von einer schweren, grauen Wolke erdrückt.

Es ist nutzlos »Kopf hoch!« zu sagen, wenn jemand depressiv ist. Die Person wird sich hingegen besser umsorgt fühlen, wenn Sie herausfinden, welche Situation die depressiven Gefühle verursacht, selbst wenn es ihr immer noch schlecht geht, nachdem sie sich Ihnen mitgeteilt hat. Beginnen Sie, indem Sie etwas Einfühlsames sagen, wie »Du fühlst dich niedergeschlagen«, »Heute geht es dir nicht so gut« oder »Das Leben ist ein Kampf«.

Äußern Sie Vermutungen darüber, was die negativen Gefühle ausgelöst hat. Finden Sie Wege, um sie dazu zu bringen, über sich selbst zu reden.

Sobald die Emotionen ans Licht gebracht werden, lässt die Depression vermutlich nach, da der Betroffene das Gefühl hat, dass Sie ihn verstehen. Schlagen Sie vor, dass er sich Hilfe sucht, falls die depressiven Gefühle andauern. Unten finden Sie eine Liste an typischen Symptomen von Depression. Ergreifen Sie entsprechende Maßnahmen, falls Ihnen diese Symptome bei der Person auffallen, um die Sie sich kümmern.

Symptome von Depression

- Verlust von Interesse an Aktivitäten, die einem für gewöhnlich Freude bereiten
- Vernachlässigung der persönlichen Pflege und Hygiene
- Selbstkritik
- sagen, wie wertlos, hoffnungslos, traurig oder schuldig man sich fühlt
- Schwierigkeiten beim Konzentrieren und bei der Entscheidungsfindung (nicht ungewöhnlich im Falle von Demenz)
- den Tränen nahe sein, unruhig sein, besorgt sein, leicht zu irritieren sein, rücksichtslos sein
- Veränderungen der Ess- und Schlafgewohnheiten
- Beschwerde über Kopfschmerzen, Magenverstimmung, Brustschmerzen, wenig Energie
- böse Blicke, Kopf hängen lassen, herabgezogene Mundwinkel, zusammengesunken dasitzen

Gründe für Depression

Die trostlose Stimmung oder Depression könnte von einem immer größer werdenden Gefühl der Hoffnungslosigkeit kommen. Die betroffene Person fühlt sich möglicherweise unzureichend und ist sich ihres Verfalls vielleicht äußerst bewusst. In ihrem Inneren ist sie noch sie selbst und sie kämpft mit ihrer Hilflosigkeit. Vielleicht ist es an der Zeit, dass Sie die Thematik Tod und Sterben vorsichtig anschneiden. Überlegen Sie sich vorher, was Sie sagen werden. Tätigen Sie einfache Aussagen und machen Sie lange Pausen. Versuchen Sie, etwas zu sagen wie: »Du bist so unglücklich und du hast noch so einen weiten Weg vor dir. Am Ende wartet der Tod auf jeden von uns. Aber wie lange man darauf wartet und wie es geschieht, ist die große Frage.« Fürchten Sie sich nicht davor, Selbstmord zu erwähnen. Vielleicht ist es der Person, um die Sie sich kümmern, sogar schon in den Sinn gekommen. Es auszusprechen zeugt von Verständnis, Akzeptanz und Einfühlungsvermögen.

Den meisten Menschen fällt es schwer, über den Tod zu sprechen. Es kann allerdings ein überraschend sicheres Ventil sein.

Demenz zu haben ist bedauerlich, muss aber nicht immer zu Depressionen führen. Dies kann ein weiteres Leiden sein, das aus verschiedenen anderen Gründen entsteht:

- falsche Medikation
- Medikamente, die sich negativ aufeinander auswirken
- Nebeneffekte von Medikamenten
- chemisches Ungleichgewicht im Körper

Versuchen Sie niemals, jemanden aufzumuntern, um ihn aus der Depression herauszuholen. Dieser Mensch lebt in seiner eigenen Realität, die Depression beinhaltet. Akzeptieren Sie das. Helfen Sie, Worte zu finden, die beschreiben, was er darüber denkt, was in seinem Leben vorgeht. Helfen Sie ihm, dieses düstere Hindernis zu überwinden, das zwischen Ihnen beiden aufgetaucht ist. Seien Sie sich bewusst, dass er »klinisch« depressiv werden könnte, wenn dieser Zustand anhält und er dann professionelle Hilfe benötigen wird. Vielleicht ist es an der Zeit, Ihren Arzt und andere medizinische Spezialisten zurate zu ziehen. Antidepressiva könnten die Antwort auf fortwährende Depression sein.

»Mir ist nie aufgefallen, wie oft wir Fragen verwenden, wenn wir mit anderen beisammen sind. Sabrina schaut mich oft niedergeschlagen an und sagt kein Wort und mir wird klar, dass ich sie schon wieder mit Fragen bombardiert habe. Wie lange wird es brauchen, bis ich lerne, das nicht zu tun? Diese Frage stelle ich mir selbst!«

8 Grundlegende Regeln für gute Kommunikation

Als Hauptbetreuer einer erkrankten Person kommunizieren Sie ständig mit ihr. Nehmen Sie die folgenden Vorschläge an und machen Sie davon Gebrauch, wenn sie angemessen erscheinen. Einige der genannten Themen scheinen vielleicht nicht mit Kommunikation in Verbindung zu stehen, doch im Grunde genommen ist Kommunikation Teil der meisten Aspekte des Lebens.

Halten Sie Stimulationen aufrecht

Die Person, die Sie betreuen, besitzt möglicherweise nicht die Motivation oder genügend Gehirnleistung, um aktiv zu bleiben. Dies ist allerdings notwendig, um ihren Verfall zu verlangsamen. Da sie unfähig ist, das zu tun, was sie früher aus Eigeninitiative getan hat, verfällt sie möglicherweise in einen stillen, bedrückenden Zustand. Ein paar gute Freunde rufen vielleicht noch an, andere jedoch fallen weg. Ein Großteil der Verantwortung, jemanden mit Demenz zu stimulieren, wird auf den Schultern der Familie und/oder Ihren Schultern lasten.

Kognitive Stimulationstherapie wird mittlerweile von vielen Vereinen für Demenz-Erkrankte angeboten. Solche Gruppen haben sich als sehr wirksam erwiesen, wenn es darum geht, das Verschlechtern von Demenz zu verlangsamen. Versuchen Sie, eine Gruppe in Ihrer Nähe zu finden.

Der Eintrag dieses Betreuers zeigt, wie sich mangelnde Stimulation auf die Motivation der Person auswirkte, um die er sich gekümmert hat:

Wie so oft in diesen Tagen schaltete Kai nach dem Frühstück den Fernseher ein und schlief wieder ein. Später kam er aus dem Zimmer heraus und verkündete, dass es ihm »schlechter geht«. Drei Tage lang war er nur herumgelungert und hatte vor sich hingedöst. Er gibt zu, dass er sich besser fühlt, wenn er tagsüber Verabredungen zum Sport, geschäftliche Termine oder soziale Verpflichtungen hat, doch er kümmert sich selbst nie darum und mag es nicht, wenn ich ihn daran erinnere oder Verabredungen für ihn ausmache.

Der Ratschlag »Mache davon Gebrauch, sonst ist es weg«, bei dem es darum geht, Körper und Gehirn aktiv zu halten, gilt genauso für jemanden mit Demenz. Es fehlt ihm aber möglicherweise die Motivation, Dinge zu initiieren. Finden Sie Möglichkeiten, damit er miteinbezogen wird. Seien Sie verspielt und ungehemmt, übertreiben Sie auf lustige Art und Weise und variieren Sie den Ton Ihrer Stimme. Dies gibt Ihren Worten weitaus mehr Nachdruck und sorgt dafür, dass die Umgebung anregender ist, was nicht unbedingt der Fall ist, wenn Sie höflich sind und einen neutralen Ausdruck haben.

Als er seine Frau im Altersheim besuchte, nahm Jan die Gitarre des Musikers, der zu Gast war, strich über die Saiten, lief durch den Raum, schwang seine Hüften und warf seine Beine in die Luft. Er warf den Kopf zurück und rief: »Komm schon, Sabine. Zeigen wir ihnen, was wir früher getan haben!« Seine Frau, die ruhig, aber etwas einsam dagesessen hatte, mühte sich aus ihrem Sessel heraus und stolperte auf ihn zu. Sie legte eine Hand auf seine Schulter, lächelte zum ersten Mal an diesem Tag und bewegte ihren Hüften mit ihm im Takt.

Die Person mit Demenz ist in ihrem Inneren immer noch dieselbe und liebt es, ermutigt zu werden, wieder sie selbst zu sein.

Mutmaßen Sie nicht

Seien Sie vorsichtig mit Annahmen, die beeinflussen, wie Sie mit der betroffenen Person kommunizieren. Etwas anzunehmen ist eine verbreitete Angewohnheit. Überlegen Sie, welche Art von Annahmen Sie treffen, wenn Sie jemanden in solchen Situationen sehen:

- Jemand verwendet einen Gehstock.
- Jemand ist sehr schick angezogen.
- Jemand torkelt beim Gehen.
- Jemand sieht immer wieder auf die Uhr.
- Jemand ist mit Tattoos bedeckt.

Wahrscheinlich treffen Sie automatisch Annahmen über die Leute. Bei Fremden können Sie das machen. Es ist allerdings nicht gut, Annahmen über jemanden zu treffen, den Sie betreuen. Seien Sie vorsichtig. Mutmaßen, ohne Rücksprache zu halten, kann negative Auswirkungen haben.

Sie schlagen vor, als Anregung ins Kino zu gehen. Die Person sieht Sie mit einem teilnahmslosen Gesicht an und sagt nichts. Sie gehen davon aus, dass sie nicht interessiert ist, lassen das Thema fallen und gehen das Abendessen vorbereiten. Doch Sie vergessen immer wieder, dass dieses leere Gesicht eines der Parkinson-Symptome ist. Die Person hat Ihren Vorschlag gehört, dachte, es sei eine großartige Idee, und als sie versuchte, eine Antwort herauszubringen, sind Sie verschwunden. Sie hat Ihnen zu langsam geantwortet.

Hier kommt das Klarstellen zum Tragen. Gehen Sie niemals von irgendetwas aus. Denken Sie immer an dieses Beispiel. Fragen Sie nach, wenn Sie nicht sicher sind, was die Person meint, anstatt Vermutungen anzustellen.

Klarstellen

Es ist wichtig sicherzustellen, dass Sie die Botschaft verstehen, die Ihnen die Person, um die Sie sich kümmern, mitteilt. Wenn Sie von dem, was Ihnen kommuniziert wird, verwirrt sind oder es für mehrdeutig halten, klären Sie die Bedeutung umgehend ab.

Es kann sein, dass die Person Sie mit dem, was sie sagt, bloßstellt. Nachfragen kann solche Situationen aufklären:

Sie sind zusammen in einem Geschäft und kaufen neue Kleidung für die Person, die Sie betreuen. Vor den Augen des Verkäufers sagt sie: »Ich hasse diesen Laden!«

Sie möchten »Psst, nicht so laut!« sagen. Überlegen Sie stattdessen, wie sich die Situation für die Person anfühlt und warum sie so reagiert:

- Sie fühlt sich vielleicht peinlich berührt.
- Während sie versucht, ihre Kleider auszuziehen, ist sie aufgrund ihrer eigenen Langsamkeit frustriert.
- Ihre Schulter schmerzt und sie hat Ihnen nichts davon erzählt.
- Sie wäre lieber zu Hause und hätte ihre Ruhe. Sie möchte kein neues Gewand.

Sie wiederholen also den Satz: »Du hasst diesen Laden, weil …« und beenden ihn mit jedem der unten stehenden Vorschläge, bis die Person zustimmt.

- »… du das Gewand lieber selbst anprobieren würdest.«
- »… weil das An- und Ausziehen anstrengend ist.«
- »… weil dir das Anprobieren Schmerzen bereitet.«
- »… weil du keine neue Kleidung brauchst. Du würdest lieber etwas anderes tun.«

Sie fragen nicht, warum sie das gesagt hat. Sie versuchen herauszufinden, was genau gemeint ist, um den falschen Eindruck wettzumachen, den sie erzeugt hat.

Klarstellen und »reflektiertes Zuhören« sind ähnliche Techniken. Im folgenden Beispiel könnte es mehrere Gründe für die Reaktion der betroffenen Person geben. Stark ausgeprägtes reflektiertes Zuhören hilft dabei, diese Situation zu meistern:

Die **Person** *murmelt: »Ich möchte nicht zu dieser Physio-Gruppe gehen.«*

Sie *denken:*

- Sie mag den Trainer nicht.
- Sie ist hinterher zu müde.
- Sie fühlt sich steif und wund.
- In der Gruppe sind Leute, die sie nicht mag.

Es stellt sich heraus, dass sie die Stufen, die hinauf in den Raum führen, zu hoch findet. Wie können Sie das herausfinden? Überlegen Sie sich ein paar Aussagen, die Sie treffen könnten.

Lachen Sie

Lächeln und Lachen vermitteln der Person, die Sie betreuen, sehr positive Botschaften der Akzeptanz. Nehmen Sie sich ein Beispiel an Ihren Freunden, die das Leben weniger ernst zu nehmen scheinen als Sie, obwohl es vielleicht nicht viel zu lachen gibt. Üben Sie, zu grinsen, zu kichern und lauthals zu lachen.

Lukas hatte sich seit Jahren gewissenhaft um Susanne gekümmert, bis sich ihre Demenz verschlechterte und er sich eine zweiwöchige Auszeit nehmen konnte, während der er Susanne in Pflege gab. Als sie in den Wagen stieg, um für diesen Zeitraum wegzufahren, setzte sie ihren Lieblingshut, den sie unbedingt tragen wollte, schief auf. Sie sah so komisch aus, dass Lukas lauthals zu lachen begann. Susanne sah ihn mit ihrem üblichen, leeren Gesichtsausdruck an und sagte: »Ich wünschte, du würdest öfter lachen.«

Er hatte seine Pflichten so ernst genommen, dass er vergessen hatte, wie man lächelt.

Egal, ob in Ihrem Haus immer gelacht wurde oder nicht, beginnen Sie jetzt damit. Es gibt nichts Schlimmeres, als von grimmigen Menschen umgeben zu sein, wenn man nicht in Bestform ist. Sie werden mehr Spaß haben, wenn Sie sich gemeinsam entspannen und albern sein können. Menschen mit Demenz fühlen sich wohl in vertrauter Umgebung und mit vertrauten Gesprächen, aber lassen Sie das Leben nicht zu eintönig werden.

Haben Sie Geduld

Geduld (gepaart mit einem Lächeln) zeugt von Freundlichkeit und Akzeptanz und das sind genau die Dinge, die Sie vermitteln möchten, selbst wenn Ihre Geduld beizeiten auf die Probe gestellt wird.

Sie sitzen beide im Auto und fahren gerade los, Ihre Tochter zu besuchen, als sich die betroffene Person plötzlich dazu entscheidet, dass sie auf die Toilette muss, bevor es weitergeht. Sie sind wütend und möchten sagen: »Warum zum Teufel hast du mir das nicht gesagt, bevor wir losgefahren sind?« Denken Sie stattdessen an Ihre Rolle als Krankenschwester, halten Sie an und sagen Sie mit einem Lächeln: »Ups, das hättest du mir genauso gut sagen können, als wir noch zu Hause waren.«

Geduld gewinnt, Irritation hingegen nicht. Der Betroffene kann nicht mehr vorausplanen. Fragen Sie sich: »Lohnt es sich, wenn ich mich darüber ärgere?« Fragen Sie sich, was Ihnen im Leben wirklich wichtig ist.

Reagieren Sie auf Bedürfnisse

Wenn es bergabgeht, ist es ein Balanceakt, zu wissen, wann man für Menschen mit Demenz »Aktivitäten« arrangieren soll, wann man sie dazu ermutigen soll, selbst die Initiative zu ergreifen (bedrängen Sie sie niemals), und wann man sie ungestört lassen soll.

Denken Sie daran, dass die Person sich vielleicht nicht gut fühlt, wenn sie Ihre Vorschläge ablehnt, oder sagt, dass sie sich plötzlich müde fühlt. Beharren sie nicht auf etwas, ohne vorher darüber nachzudenken. Fragen Sie nach. Sie müssen sowohl in engem Kontakt mit Ihren

Ärzten als auch mit der Person sein, die Sie betreuen, und auf Ihre Intuition vertrauen können.

Sie müssen sich möglicherweise entscheiden, ob Sie der Person Anregungen bieten wollen oder ob Sie allmählich zu einem friedlichen Ableben kommen lassen möchten. Sollten ihre Augen aufleuchten, wenn Sie eine Aktivität vorschlagen, zeigt sie Interesse am Leben. Sollte sie Sie jedoch kaum anblicken, die Augen schließen und den Kopf hängen lassen, sendet sie eine klare körperliche Botschaft, die das Gegenteil zeigt.

Sie haben schwierige Entscheidungen vor sich.

»Heute rede ich in kurzen Sätzen und verwende einfache Wörter. Ich langweile mich beinahe selbst, aber so ist es viel einfacher mit Laurence. Er versteht mich viel besser, wenn ich so rede.«

9 Effektiv sprechen

Da Sie nun die erste Kontaktperson für den Betroffenen sind, ist er auf Sie angewiesen, um mit den verschiedenen Bereichen seines Lebens in Verbindung zu bleiben, während sich sein Zustand allmählich verschlechtert, und zwar sowohl mit der Welt allgemein als auch mit grundlegenden geschäftlichen Angelegenheiten, mit Freunden und im alltäglichen Leben. Erinnern Sie sich an Folgendes, damit er sich wohlfühlt und Sie so leicht wie möglich versteht:

- Verwenden Sie eine positive Sprache.
- Seien Sie verständnisvoll.
- Seien Sie höflich, respektvoll und freundlich.
- Verwenden Sie eine einfache, ungezwungene Sprache.
- Verwenden Sie kurze Sätze.
- Vermeiden Sie es, zu korrigieren.
- Vermeiden Sie Redewendungen.
- Vermeiden Sie Fachsprache.
- Übermitteln Sie eine Nachricht nach der anderen.
- Machen Sie in Gesprächen lange Pausen.
- Gehen Sie sparsam mit Fragen um.
- Stellen Sie Ja-oder-Nein-Fragen.
- Stellen Sie gelegentlich offene Fragen.

Verwenden Sie eine positive Sprache

Es gibt Menschen, die nie nachdenken, bevor sie sprechen, besonders nicht bei Familienmitgliedern. Das kann zu verletzenden Aussagen führen.

Sehen Sie sich beispielsweise diese Antworten an.

Negativer Kommentar:

»Um Gottes Willen, Lisa, so wie du aussiehst, kannst du nicht zu den Maiers gehen. Du hast Flecken auf der Jacke und dein Haar sieht furchtbar aus. Dein Rock ist verkehrt angezogen und dein Lippenstift ist verschmiert. Du solltest dich besser im Griff haben!«

Positiver Kommentar:

»Haben wir nicht Glück, das uns die Maiers eingeladen haben? Ich helfe dir, dich anzuziehen, Lisa. Dann kannst du mir sagen, was ich anziehen soll.«

Das erste Beispiel ist so offensichtlich verletzend, dass Sie sich nicht vorstellen können, jemals so etwas zu sagen. Sie nehmen sich vor, andere, positivere Aussagen zu tätigen. Denken Sie aber daran, wie sehr Ihre Geduld auf die Probe gestellt werden wird. Es kann schwer sein, alte Gewohnheiten zu ändern.

Seien Sie verständnisvoll

Für Personen mit Demenz ist es im Alltag vielleicht kein Problem, zu sprechen, doch es könnte Sie irritieren, wenn sie mit ihren Nachrichten unerwünschte Forderungen an Sie stellen. Versuchen Sie, die Situation von ihrem Standpunkt aus zu verstehen.

Die Person, um die Sie sich kümmern, sagt, ihr sei kalt und sie wolle eine Jacke.

Negative Reaktion:

»Ach Gott, du hast deine Jacke schon wieder vergessen. Man muss sich um dich ja genauso sehr kümmern wie um ein Kleinkind.«

Bessere Reaktion:

»Wie furchtbar. Du zitterst und wünschst dir, du hättest eine Jacke, die du dir anziehen kannst. Es dauert nicht lang, im Auto ist eine Decke.«

Verstehen Sie, dass die Person nicht dazu in der Lage ist, vorauszuplanen. Sie realisiert nicht, dass die Sonne untergehen und es somit kälter werden wird, bevor Sie zurückkommen. Vermeiden Sie es, sie niederzumachen.

Seien Sie höflich, respektvoll und freundlich

In manchen Familien neckt und ärgert man sich gegenseitig und bemerkt dabei oft nicht, dass verletzende Aussagen gemacht werden. Es sind Angewohnheiten, die auch oft über das gegenseitige Necken in Freundschaften hinausgehen. Aber für eine Person mit Demenz können solche Aussagen zu verletzend sein, egal, wie liebevoll und humorvoll sie eigentlich gemeint sind.

Sonja »deckte« gerade den Tisch, die Platzsets lagen auf dem Teppich, das Besteck war überall auf dem Boden verteilt.

Negative Reaktion:

»Was machst du für einen Unsinn? Wir essen doch nicht vom Boden!«

Bessere Reaktion:

»Danke, Sonja. Es ist alles für mich vorbereitet. Gut gemacht!«

Denken Sie an die Gefühle der Person, die Sie betreuen. Denken Sie nach, bevor Sie sprechen, und verwenden Sie Wörter, die nicht verletzen oder das Gefühl vermitteln, nicht erwünscht zu sein.

Verwenden Sie eine einfache, ungezwungene Sprache

Einhergehend mit dem Verlust ihres Kurzzeitgedächtnisses wird das Vokabular der Person mit Demenz eingeschränkter werden und sie wird komplizierte Wörter nicht länger verstehen.

Anstelle von:

»Lass uns kurz abschweifen.«

sagen Sie:

»Hey, hast du schon daran gedacht …?«

Verwenden Sie nicht länger die komplexe Sprache, die Sie beide vielleicht früher gerne benutzt haben. Sie können eine einfache Sprache verwenden, ohne herablassend zu sein.

Verwenden Sie kurze Sätze

Sich mit der Familie und mit Freunden zu unterhalten ist eine Möglichkeit, wie man Kontakte pflegt. Wir denken nicht viel über die Wörter nach, die wir verwenden oder wie wir sie sagen, und wir könnten uns für gewöhnlich mit viel weniger Wörtern ausdrücken. Doch da dies unser Gespräch karg und schlicht erscheinen ließe, sprechen wir in langen, komplexen Sätzen. Für Menschen mit Demenz ist eine solche Sprache allerdings kontraproduktiv. Für sie sind die Worte verwirrend. Hier ein Beispiel, wie ein typischer Gesprächsstil für eine Person mit Demenz leichter verständlich gemacht werden kann.

Lange komplexe Sätze:

»Erinnerst du dich, dass du gestern gestolpert und in den Gemüsegarten gefallen bist, als du dem kleinen Nachbarsjungen gewinkt hast? Nun, da du einige unserer Kopfsalatsetzlinge zerdrückt hast, bin ich eben ins Gartencenter gegangen und habe neue gekauft. Was hältst du davon, Sie kurz zu halten, während ich den Garten in Schuss bringe und sie einpflanze?«

In dieser Passage gibt es einige unnötige Wörter. Diese werden zu rätselhaften Hinweisen für die Person mit Demenz. Ihr Gehirn, von verschiedenen Wörter gereizt, springt von einem gedanklichen Bild zum nächsten: »gestern«, »gestolpert und gefallen«, »Gemüsegarten«, »gewinkt«, »kleiner Nachbarsjunge«, »zerdrückt«, »Kopfsalatsetzlinge«, »Gartencenter«, »kurz halten«, »Garten in Schuss bringen«, »einpflanzen«.

Die Passage könnte gekürzt werden auf:
»Komm mit, wenn ich diese Setzlinge pflanze.«

Mit dieser Nachricht wird sie leicht umgehen können.

Vermeiden Sie es, zu korrigieren

Einer der wichtigsten Ratschläge, wenn man jemanden mit Demenz betreut, ist, ihm niemals zu widersprechen. Das Leben wird weitaus einfacher und die Kommunikation besser vonstattengehen, wenn Sie sich nur diese eine Sache zu Herzen nehmen.

Die **Person:** *»Dieses Fleisch ist aber zäh.«*

Sie: *»Das ist kein Fleisch, das ist Fisch.«*

Diese Korrektur ist nicht hilfreich, sondern für beide Seiten frustrierend. Anstatt ihr zu widersprechen, wäre eine Aussage, die genauer herauszufinden versucht, was gemeint ist, eine bessere Antwort gewesen.

Sie: *»Du tust dich schwer beim Kauen.«*

Oder: »Du magst dein Essen nicht.«

Dem Betroffenen könnte es schwerfallen, zu essen, weil seine falschen Zähne verrutscht sind. Diese Informationen könnten durch reflektiertes Zuhören gewonnen worden sein, also Aussagen, die die Situation der Person widerspiegeln, sodass ein Arzttermin vereinbart werden könnte. Der Betroffene wäre nicht verärgert oder niedergeschlagen gewesen, weil seinem Kommentar widersprochen wurde, und der Pfleger hätte sich darüber gefreut, ein Problem gelöst zu haben, das für den Betroffenen schwer zu kommunizieren war.

Vermeiden Sie es, die Person, die Sie betreuen, zu korrigieren, und sollte sie noch so unmögliche Anfragen stellen. Zum Beispiel sagen Demenzkranke manchmal, dass sie nach Hause gehen wollen, auch wenn sie schon zu Hause sind. Es ist sinnlos, ihnen das zu sagen. Denken Sie daran: keine Korrektur, keine Widersprüche. Wenn sie allerdings darauf bestehen, ist die einfachste Lösung, mit ihr eine kurze Autofahrt zu machen oder mit ihr eine Runde um den Häuserblock zu gehen, um »nach Hause zu gehen«. Ihr Zuhause erscheint ihr normalerweise wieder als solches, wenn Sie zurückkommen.

Manchmal dämmert es Ihnen, dass sie das Zuhause ihrer Kindheit meint. Da Sie sie dort nicht hinbringen können, sprechen Sie stattdessen über dieses alte Zuhause. Schlagen Sie vor, dass sie beschreibt, was sich hinter der Eingangstür/in der Küche/im Schlafzimmer befindet … Finden Sie Fotos des Ortes oder Möbelstücke, um nostalgische Erinnerungen zu wecken. Lassen Sie die Gegenwart für einen Moment beiseite und verweilen Sie in der Vergangenheit. Zuhören, zuhören und nochmals zuhören. Das Leben als Pfleger hält ständig Situationen bereit, die erfinderische Lösungen benötigen oder einfach nur verlangen, dass Sie zuhören.

Vermeiden Sie Redewendungen

Unsere Alltagssprache ist von Redewendungen geprägt. Wir verwenden sie unbewusst, doch die Person mit Demenz nimmt sie wörtlich und ist verwirrt. Verwenden Sie klare Botschaften ohne Zweideutigkeiten.

Redewendungen:

»Hüpf ins Auto und wir machen uns auf die Socken.«

Dieser Satz wird jemanden mit Demenz völlig durcheinanderbringen, da er weiß, dass er Schwierigkeiten damit haben wird, so weit zu hüpfen, und er sich wundern wird, welche Socken gemeint sind.

Sagen Sie stattdessen:

»Was hältst du davon, wenn wir ins Auto steigen und losfahren?«

Es gibt viele Beispiele für Redewendungen, die zu vermeiden sind: »Ich bin auf diesen Zug aufgesprungen«, »Sie hat ihn zum Narren gehalten«, »Er ging vor Wut an die Decke« und so weiter. Überlegen Sie, was eine Person mit Demenz glauben könnte, dass sie bedeuten. Geben Sie darauf Acht, welche Ausdrücke Sie verwenden oder was Sie andere Leute sagen hören. Es könnte hilfreich sein, auf den hinteren Seiten Ihres Tagebuchs eine Liste mit Sätzen und Ausdrücken anzulegen.

Vermeiden Sie Fachsprache

Verwenden Sie einfache Wörter, deren Bedeutung die betroffene Person kennt.

Fachsprache:

»Der Techniker kommt heute Vormittag vorbei, um meinen Laptop zu reparieren. Ich habe keinen Zugriff auf Google oder meine Dropbox.«

Vereinfachte Sprache:

»Ein Mann kommt heute Morgen, um meinen Computer zu reparieren.«

Die Nachricht wurde auf ihre wesentliche Bedeutung reduziert, ohne dass Fachwörter verwendet wurden. Im Übrigen ist es möglicherweise klüger, der Person keine künftigen Termine mitzuteilen, da Menschen mit Demenz oft immer wieder nachfragen, wann diese denn stattfinden werden.

Übermitteln Sie eine Nachricht nach der anderen

Manchmal werden Sie der betroffenen Person dabei helfen müssen, sich auf neue Situationen oder alltägliche Pannen einzustellen, wie zum Beispiel bei der Vorbereitung auf eine Operation oder auf eine Autoreparatur. Neue Situationen erfordern die Verarbeitung neuer Informationen, was für den Demenzkranken schwierig sein kann. Sie können der Person mit Demenz helfen, ihr Gefühl der Überforderung oder ihres Widerstandes gegenüber neuen Umständen zu überwinden, indem Sie das, was zu tun ist, in kleinere Schritte zerlegen.

Ina hat ihren Fuß gestern leicht verstaucht und weigert sich nun, zu gehen.

Kein hilfreicher Ansatz:

Ina sitzt in einem Sessel, ihr Ehemann kommt zu ihr und versucht, sie auf die Beine zu ziehen. Sie wehrt sich dagegen und jammert. Er sagt ungeduldig: »Komm schon. Steh auf, Ina. So schlimm ist das mit deinem Fuß nicht. Wir werden nicht auf dich warten.«

Ein hilfreicher Ansatz:

Inas Ehemann geht um den Sessel herum und sagt: »Das war sicher ein Schock. Du hast sicher Schmerzen. Mal sehen, wie gut es deinem Fuß heute geht. Schau mal, ob du die Blume im Teppichmuster mit der Spitze deines Hausschuhs berühren kannst.« Ina bewegt ihren Fuß ein wenig, bis sie die Blume erreicht. »Hey, das ist ein gutes Zeichen. Jetzt schau mal, ob du auch auf diese Blume hier zeigen kannst.« Ina bewegt ihren Fuß zur Seite. »Das ist ebenfalls ein gutes Zeichen. Gut gemacht! Wie wäre es, wenn du dich auf diese Blätter auf dem Teppich stellst, um zu sehen, wie sich das anfühlt?« Er legt seinen Arm um Inas Taille und hilft ihr, aufzustehen. »Wunderbar! Du machst das gut. Lehn dich auf mich und versuche, zwei Schritte zu machen. Okay? Eins. Zwei! Großartig! Versuch es jetzt mit vier Schritten. Eins. Zwei. Drei. Vier. Gut! Wir sind schon fast beim Frühstückstisch. Sag mir, wie du deinen Tee haben möchtest. Ich schenke dir eine Tasse ein und bringe dich dann zu deinem Stuhl zurück.«

Dinge langsam und Schritt für Schritt anzugehen ist eine gute Möglichkeit, Fortschritte zu machen.

Machen Sie in Gesprächen lange Pausen

Personen mit Demenz brauchen länger, um Informationen zu verarbeiten. Wenn sie nicht sofort antworten, denken sie wahrscheinlich nur darüber nach, was Sie gesagt haben, und sind damit beschäftigt, ihre Antworten zu formulieren. Haben Sie keine Angst davor, lange Pausen in der Interaktion zuzulassen, auch wenn Ihnen das unnatürlich erscheinen mag.

Versuchen Sie vielleicht, die Person zum Reden zu bringen, wenn Sie beide alleine sind. Eine nachhaltig anregende Quelle ist die Kindheit – Sie könnten gemeinsame Erinnerungen wachrufen und zusammen an Ihre Freunde zurückdenken. Machen Sie regelmäßig Pausen, während Sie mit ihr in Erinnerungen schwelgen. Sie könnten auf nachdenkliche Art und Weise sagen:

»Ich liebe es, wenn mich meine Enkelkinder nach der Schule anrufen.« [Pause]

»Man kann sich ja schwer vorstellen, dass Lehrer ihre Schüler früher mit dem Gürtel verprügelt haben.« [Pause]

»Ich erinnere mich, wie ich mit roten Striemen an den Beinen nach Hause ging.« [Pause]

»Mutter war furchtbar aufgebracht.« [Pause]

»Erzähl mir, was deine Lehrer so gemacht haben.« [Pause]

Ein ermutigendes »Erzähl mir« anstelle einer Frage kann die Person zum Nachdenken anregen – solange Sie nicht vergessen, lange Pausen einzulegen.

Menschen fühlen sich oft unwohl, wenn in größeren Gruppen Stille herrscht, aber eine Person mit Demenz braucht das. Pausen geben ihnen Zeit, zu verstehen, was sie gehört haben, darüber nachzudenken, was sie sagen wollen und es dann auch auszusprechen und sich als Teil der Unterhaltung zu fühlen. Es kann sein, dass Sie andere Personen in der Gruppe bitten müssen, Pausen zuzulassen. Sie können sie freundlich unterbrechen, indem Sie etwas sagen wie: »Hey, warte kurz! Mein Freund hier möchte etwas sagen. Gib ihm doch bitte einen Moment. Er ist ein bisschen langsam, das weiß er, aber …«

Gehen Sie sparsam mit Fragen um

Vermeiden Sie Fragen, die nur der Unterhaltung dienen, wie »Wie geht es Ihnen?« oder »Ist das Wetter nicht schrecklich?«. Das sind rhetorische Fragen, mit denen man ein Gespräch beginnt. Menschen mit Demenz nehmen sie allerdings wörtlich, glauben, dass Sie eine Antwort benötigen, und fühlen sich unzulänglich, wenn Menschen weiterreden, ohne auf diese zu warten.

Wir stellen auch am Ende eines Satzes Fragen, um Personen in Konversationen miteinzubeziehen. Zum Beispiel: »... denkst du nicht auch? ... oder?« Wir verwenden solche Fragen, ohne nachzudenken. Aber selbst diese Art von Fragen blockiert Menschen mit Demenz in ihrer Kommunikation. Sie nehmen sie zu wörtlich. Ihr kaum vorhandenes Kurzzeitgedächtnis kann keine Antwort finden und sie versinken in ihren Gedanken. Vor allem Besucher sollten solche Fragen vermeiden.

Britta besuchte Andrea regelmäßig, nachdem sie auf der Demenz-Station des Krankenhauses untergebracht worden war. Doch sie war zornig, als Andrea keine Notiz von ihren Fragen nahm. »Ich gehe gut vorbereitet hin«, sagte Britta zu einem gemeinsamen Freund. »Ich versuche, sie aus der Reserve zu locken. Ich frage sie, was sie zu Mittag gegessen hat. Wenn sie nicht antwortet, frage ich, welche Ausflüge sie unternommen hat, weil ich weiß, dass das Krankhaus sehr bemüht ist, diese zu organisieren. Aber sie sitzt einfach nur da, sieht mich ausdruckslos an und sagt gar nichts. Es ist sehr entmutigend.«

Ihr Gesicht mag ausdruckslos gewesen sein, aber Andreas Verstand hatte Schwierigkeiten, mit Brittas Fragen Schritt zu halten. Denken Sie an einen Schwan, der auf einem Teich schwimmt. Der Schwan scheint mühelos über das stille Wasser zu gleiten, doch unter der Oberfläche paddelt er energisch mit seinen Füßen, um voranzukommen. Andreas Gehirn, das ganz durcheinander ist, wurde vielleicht von Gedanken durchzuckt und hat versucht, diese zu einer Antwort zu organisieren. Wenn Britta Andrea erzählt hätte, was sie selbst unter der Woche unternommen hatte (und keine Fragen bezüglich Andreas Woche gestellt hätte) sowie längere Pausen gemacht hätte, hätte Andrea mehr Zeit gehabt, um zu antworten. Britta hätte das Gespräch guten Gewissens auf sich selbst lenken können, ohne sich egoistisch zu fühlen, und es hätte Andrea gefreut, einen Beitrag zu leisten.

Anstatt zu sagen:

»Na, was war hier diese Woche so los?
Hast du an Ausflügen teilgenommen?«

hätte Britta sagen können:

»Ach, diese Woche war wieder was los. [Pause]
Ich habe meine Enkel zum Schwimmunterricht gebracht.
[Pause] Ich war mit meiner Freundin im Kino. [Pause]
Ich habe meine Lieblingsjeans repariert. [Pause]«

Sie brauchen nicht die ganze Zeit zu reden, wenn Sie auf Besuch sind. Gespräche sind für die Treffen da, die Sie mit anderen haben. Ihre Gegenwart und Ihr Interesse sind das, was an Demenz erkrankte Menschen wertschätzen. Bringen Sie Blumen mit oder kürzlich gemachte Fotos, die sie sich anschauen können.

Stellen Sie Ja-oder-Nein-Fragen

Wenn Sie glauben, eine Frage stellen zu müssen, formulieren Sie sie so, dass die Antwort entweder »Ja« oder »Nein« ist. Für die Person mit Demenz ist es viel einfacher, sich zwischen »Ja« und »Nein« zu entscheiden, als eine offene Frage zu beantworten.

Anstatt:

»Was würdest du gerne zu Mittag essen?«

fragen Sie:

»Hättest du gerne Schnitzel mit Pommes?«

Sie werden herausfinden, dass die Person entweder zustimmt oder nicht. Das ist leichter für sie, als eine ausführliche Antwort liefern zu müssen.

Stellen Sie gelegentlich offene Fragen

Gelegentlich, wenn die von Ihnen betreute Person durch den Wind zu sein scheint, könnte es hilfreich sein, zu fragen: »Wenn ich etwas ändern oder tun könnte, das dir hilft, was wäre es?« Sie könnten es auch als Aussage formulieren: »Sag mir, wie ich dir jetzt am besten helfen kann.« Oder: »Sag mir, was du jetzt am liebsten tun würdest/was du am liebsten hättest, das passiert.« Solange Sie der Person genügend Zeit zum Antworten lassen, kann es ein produktiver Austausch werden.

Manchmal sind Fragen notwendig, um Informationen zu erhalten, wenn Sie wirklich klare Antworten benötigen. Verwenden Sie unter solchen Umständen »visuelle Hinweise«. Für diese Strategie braucht es einiges an Vorbereitung, doch sie ermöglicht es, Fragen zu stellen, ohne Verzweiflung auszulösen. Legen Sie der Person, um die Sie sich kümmern, verschiedene Bilder vor, die Antwortmöglichkeiten für die Fragen zeigen, die Sie stellen werden. Erklären Sie ihr die Situation, stellen Sie die Frage und bitten Sie sie, auf die Illustration zu zeigen, die der Antwort am nächsten kommt.

Sie: »Eines der Kinder hat mich heute angerufen, als ich unterwegs war, es hatte seinen Mantel vergessen. Wer war es?«

Sie haben Fotos von allen Kindern und Enkelkindern vor sich auf dem Tisch liegen. Die Person zeigt auf eines.

Eine andere Möglichkeit wäre, Bilder von Aktivitäten zu erstellen, die Sie vorschlagen möchten, und Ordner, die mit »Ja«, »Nein« oder »Vielleicht« markiert sind, bereitzustellen. Die Person kann ein solches Bild nehmen (vom Schwimmen, von einem Restaurant, einer Autofahrt) und sich aussuchen, in welchen Ordner sie es legt.

Das ist nicht bedrohlich für die von Ihnen betreute Person. Die Bilder verhindern, dass sie nicht weiß, was sie sagen soll. Dadurch kann schnell eine produktive Diskussion über die Aktivitäten entstehen.

Sollten unerwartete Probleme auftreten, halten Sie alles in Ihrem Tagebuch fest: die beteiligten Menschen, die Situation, die Uhrzeit, Gefühle, was Sie getan haben, wie erfolgreich es war und was Sie rückblickend hätten tun sollen. So mit sich selbst zu kommunizieren ist sehr hilfreich. Sie können nachlesen, sich erinnern und lernen, wie Sie das nächste Mal reagieren sollten – da es vermutlich wieder vorkommen wird. Entspannen Sie sich und haben Sie Geduld, wenn Sie mit der betroffenen Person beisammen sind. Genießen Sie die Zeit, in der sie sprachlos ist oder lange braucht, um zu antworten. Lassen Sie Stille entstehen. Beeilen Sie sich nicht, zu sprechen, bevor sie es tut. Für die betroffene Person können diese Zeiten der Stille eine große Erleichterung sein, da sie sich nicht anstrengen muss, um etwas zu verstehen und zu antworten. Und Sie werden vielleicht bemerken, dass Sie es ebenfalls genießen.

»Das Leben mit der Familie geht dieser Tage stetiger voran. Ich benutze ›Ich-Botschaften‹ anstelle meiner alten schuldzuweisenden ›Du-Botschaften‹ und ich habe nicht das Gefühl, dass sie mit mir auf Konfrontation gehen wollen. Und mit Lars – er und seine fortschreitende Demenz seien gesegnet – ist es auch viel einfacher als früher.«

10 »Ich«- und »Du«-Botschaften

Es wird Zeiten geben, in denen Sie alles satthaben und die betroffene Person wissen lassen müssen, was Sie irritiert. Hier können »Ich-Botschaften«, also effektive, aber nicht verletzende Worte, die zeigen, wie Sie sich fühlen, Probleme ohne gegenseitiges Beschuldigen lösen. Sie sind unverzichtbar für gute Beziehungen. Wüsste jeder, wie man sie gebraucht, wäre die Welt ein besserer Ort.

In einer »Ich-Botschaft« beschreiben Sie genauestens, was die andere Person getan hat, ohne sie zu beschuldigen oder für etwas verantwortlich zu machen, und sagen ihr dann, was ihr Verhalten in Ihnen ausgelöst hat. Sie kann Ihnen nicht widersprechen. Sie haben ihr Verhalten akkurat beschrieben und sie kann Ihnen nicht entgegnen, dass Sie sich nicht so fühlen, wie Sie gesagt haben.

Anstatt zu sagen:

»Du bist so rücksichtslos. Du hast darauf bestanden, deinen Kaffee selbst zu tragen, und es hätte ein fürchterlicher Fleck auf dem Teppich entstehen können, als du ihn verschüttet hast, wenn ich nicht gleich sauber gemacht hätte. Du bereitest mir Mühe. Du darfst Dinge nicht so herumtragen.«

sagen Sie lieber:

»Als du deinen Kaffee selbst getragen hast, ist er auf den Teppich geschwappt. Ich habe mich wie ein Dienstmädchen gefühlt, als ich ihn weggewischt habe.«

Sehen Sie, was für ein gutes Beispiel das dafür ist, Ihre Gefühle auszudrücken, ohne dass Sie die andere Person runtermachen? Sie attackieren sie nicht wie im ersten Teil. Und noch besser ist es, wenn Sie damit enden, dass Sie sagen, was Sie wollen: »Ich hätte gerne, dass du mich den Kaffee tragen lässt.«

»Du-Botschaften« sind hingegen anschuldigend und verurteilend, wie die oben stehende Aussage über das Verschütten von Kaffee auf dem Teppich. Das kann für die Person, an die sie gerichtet ist, sehr verletzend sein. Eine »Du-Botschaft« wirkt aggressiv.

»Du-Botschaft«:

»Du verdammter Idiot! Warum bist du, ohne zu schauen, auf die Straße gegangen? Der Lastwagen hätte dich beinah überfahren!«

»Ich-Botschaft«:

»Als du vor diesen Lastwagen getreten bist, habe ich einen Mordsschreck bekommen. Ich hatte fast einen Herzinfarkt!«

In der »Ich-Botschaft« hat der Sprecher die Handlung der Person beschrieben und erzählt, wie er sich dabei gefühlt hat. Aber das, was er gesagt hat, war nicht aggressiv gegenüber dem Menschen mit Demenz.

Versuchen Sie, »Ich-Botschaften« auch bei anderen Leuten einzusetzen. Vielleicht stellen Sie fest, dass Sie »unlösbare« Probleme, die Sie mit ihnen haben, doch lösen können. »Ich-Botschaften« können auch in Situationen nützlich sein, die nicht von der Person, um die Sie sich kümmern, ausgelöst wurden.

»Das gerade eben, als mir der Arzt nicht zuhören wollte, während ich ihm erzählt habe, was dir letzte Woche passiert ist, das habe ich gehasst. Ich bin deswegen sehr wütend. Meine schlechte Laune hat nichts mit dir zu tun, sondern ausschließlich mit dem Arzt.«

Sie fühlen sich neben der Spur, haben aber Zugang zu Ihren Gefühlen und lassen Ihr Gegenüber wissen, dass Sie nicht böse auf es sind. Das ist klug.

»Ich-Botschaften« vermittelt man in einem ruhigen, aber bestimmten Ton, wohingegen die Tonlage von »Du-Botschaften« aggressiv und anschuldigend ist. Achten Sie auf die »Du-Botschaften«, die Leute in Ihrer Umgebung aussenden. Beobachten Sie gute und schlechte Kommunikation. Sich Notizen in Ihr Tagebuch zu machen kann Ihre Beobachtungsgabe schärfen.

Mit negativen Gefühlen umgehen

Manchmal ist es nicht überraschend, dass man als Pfleger negative Gefühle gegenüber der Person entwickelt, die man betreut, besonders dann, wenn man nicht offen mit seinen Gefühlen umgeht. Wie sollen Sie damit umgehen, wenn das passiert? Zählen Sie bis zehn und nutzen Sie danach eine »Ich-Botschaft«, um die Situation genau zu beschreiben und der Person zu sagen, wie Sie sich dadurch gefühlt haben. Sie werden von den positiven Ergebnissen überrascht sein.

»Ach, Sandra, ich habe immer und immer wieder versucht, dich dazu zu bringen, deine Inkontinenzhosen anzulassen, aber du ziehst sie aus und ich muss das dann wegmachen. Ich werde manchmal so müde. Ich weiß, wie schwer das Leben für dich ist, aber auch für mich ist es nicht leicht. Ich muss dir einfach sagen, wie niedergeschlagen ich bin. In mir schmerzt es. Ich schäume vor Wut! Doch jetzt, nachdem ich dir das gesagt habe, geht es mir gleich viel besser!«

Manchmal kann die von Ihnen betreute Person in vertrauten Situationen unvernünftig werden und darauf bestehen, bestimmte Dinge auf eine gewisse Art und Weise zu tun, die für Sie jedoch schwer zu verwirklichen sind. Sie fühlen sich möglicherweise ausgenutzt. Eine »Ich-Botschaft« kann die Situation möglicherweise vereinfachen.

Emma setzte sich mit Friedrich hin und erklärte ihm ruhig, was sie störte. »Wenn du dich duschst, bevor der Pfleger eintrifft, muss ich dich abtrocknen und anziehen. Das kostet mich viel Zeit und Energie. Ich werde alt und spüre mein Alter. Bitte warte jeden Morgen, bis der Pfleger kommt.« Er brummte, schien jedoch das Ausmaß der Schwierigkeit, mit der Emma umgehen musste, nicht vollständig anzuerkennen. Ruhig, aber etwas bestimmter fuhr sie fort: »Ich meine es ernst, Friedrich. Ich meine es wirklich ernst. Ich werde einen Vertrag aufsetzen, um sicherzugehen. Ich gehe gerade drüber.« Sie erstellte einen Vertrag und Friedrich unterschrieb murrend, in seiner winzigen, verwackelten Handschrift. In Zukunft, wenn es am Morgen danach aussah, als würde er auf die Dusche zugehen, hielt sie ihm den Vertrag mit einem Lächeln unter die Nase.

Sie müssen für sich selbst einstehen, wenn Sie Ihre Rolle als Betreuer weiterhin beibehalten möchten. Obwohl das oft bedeutet, nie genug Zeit zu haben, sollten Sie trotz Ihrer ausgelasteten Tage stets Raum für derartige »Heilungsprozesse« schaffen, um ruhig, aber bestimmt zu kommunizieren, wie die Dinge für Sie aussehen. Solange die Demenz der Person, die Sie betreuen, nicht allzu weit fortgeschritten ist, wird sie verstehen, warum Sie diese Themen ansprechen. Mit fortschreitender Krankheit kann sie sich möglicherweise nicht mehr an Situationen erinnern, auf die Sie Bezug nehmen. Solange es noch möglich ist, wird es Ihnen besser gehen, wenn Sie verletzende Situationen in nicht verletzender Art und Weise in Ordnung bringen können. Der Ansatz mag eher klinisch erscheinen, aber die Ergebnisse können für beide erfreulich sein und sich auszahlen.

»Vor vielen Jahren sind wir zu einer Eheberatung gegangen, als wir gerade eine harte Zeit durchmachten, und ich erinnere mich, dass der Berater reflektiertes Zuhören schon damals als Methode verwendet hat. Ich bemerke, wie ich jetzt die gleichen Techniken anwende, um herauszufinden, was Karl wirklich will. Wer hätte das gedacht!«

11 Reflektiertes Zuhören

Reflektiertes Zuhören ist ein unschätzbar wertvolles Kommunikationswerkzeug. Es bedeutet, dass man aufmerksam zuhört, was der Sprecher sagt, das Gesagte zusammenfasst und es ihm gegenüber mit seinen eigenen Worten »reflektiert«. Reflektiertes Zuhören ist einfühlsam und nicht verurteilend. Es gibt nicht nur die Worte des Sprechers, sondern auch seine allgemeine Stimmung wieder.

Wenn die Person, die Sie betreuen, etwas sagt, das Sie nicht verstehen, oder Sie nicht einmal den Grund für das, was sie sagt, erkennen können, widmen Sie ihr Ihre volle Aufmerksamkeit und »reflektieren« sie in gleichem Tonfall, was Sie gehört haben. Verwenden Sie dieselben oder sehr ähnliche Wörter, die die Person selbst verwendet hat, und fügen Sie vielleicht in einem Satz hinzu, was sie gemeint haben könnte. Wenn sie weiterspricht, »reflektieren« auch Sie weiterhin, was Sie hören, und allmählich wird die Bedeutung zum Vorschein kommen. Diese Technik kann in vielen Situationen hilfreich sein.

Sie kommen nach Hause und die Person mit Demenz begrüßt Sie mit einer gewissen Aufregung.

Person: *»Meine Hand wurde eingeklemmt … hat wehgetan … ich hab es verloren …«*

Sie: *»Deine Hand wurde eingeklemmt … du hast etwas verloren …«*

Person: *»Meine Hand wurde im Sofa eingeklemmt … Es hat wehgetan. Schau mal.« Sie zeigt Ihnen ihren Daumen mit einem abgebrochenen Nagel.*

Sie: *»Ich hole gleich eine Nagelschere. Deine Hand wurde im Sofa eingeklemmt, weil …«*

Person: *»Ich habe etwas gesucht.«*

Sie: *»Du hast etwas Wichtiges gesucht.«*

Person: *»Ja, ich habe meinen Ring verloren. Er ist verschwunden.«*

Sie: *»Dein Ring ist beim Sofa auf der Seite runtergerutscht. Hast du ihn gefunden?«*

Person: *»Nein!«*

Sie: *»In Ordnung. Zeig mir, wo er ist, und ich werde ihn suchen.«*

Person: *»Vergiss die Nagelschere nicht.«*

Hätten Sie ihr nur die Nägel geschnitten und nicht nachgehakt, was die Person verloren hat, hätte der Ring vielleicht monatelang dort gelegen oder wäre für immer verloren gewesen.

Aufmerksames Zuhören ist in Ihrer Rolle als Betreuer sehr wichtig. Reflektiertes Zuhören bewusst einzusetzen wird Ihnen dabei helfen, schwierige Situationen leichter zu bewältigen. Üben Sie diese Art des Zuhörens und Sie werden überrascht darüber sein, was Sie alles herausfinden können.

Ihre Handlungen beobachten

Manchmal helfen Tätigkeiten, die ihre Worte begleiten, Ihnen dabei, zu interpretieren, was die Person möchte.

Person *drückt einen Herdknopf: »Das Ding sitzt fest.«*

Sie: *»Es sitzt fest.«*

Person: *»Ich kann es nicht machen.«*

Sie: *»Es sitzt fest und macht nicht, was du willst.«*

Person: *»Es geht nicht auf.«*

Sie: *»Du willst etwas aufmachen.«*

Person: *»Ich will einen Keks.«*

Sie: *»Du willst einen Keks. Das klingt nach einer guten Idee. Versuch's mal mit dem Griff auf dem Schrank über dir.«*

Das ist eine Kurzfassung einer Konversation, aber sie zeigt, wie der Betreuer die betroffene Person verstehen kann, indem er das Gehörte reflektiert. Seine Intuition sagt ihm, worauf er achten muss, und die Tätigkeit der betroffenen Person gab ihm wichtige Hinweise.

Den Sinn hinter undeutlich Gesprochenem erkennen

Wenn das, was der an Demenz Erkrankte sagt, unklar ist, eignet sich reflektiertes Zuhören, um unverständliche Nachrichten zu interpretieren. Klären Sie einen Satz nach dem anderen ab.

Die **Person** *wacht auf und gähnt: »Ahhh schrecklich.«*

Sie: *»Oh, du bist schläfrig und unglücklich.«*

Person: *»Ich habne schreckliche Nacht gehabt. Magm Bett bleim.«*

Sie: *»Du hattest eine schreckliche Nacht und möchtest im Bett bleiben.«*

Person: *»Jep. Kein Duschn heut.«*

Sie: *»Du möchtest heute Morgen nicht duschen.«*

Person: *»Jep. Gudnacht.« Sie dreht sich um und kuschelt sich in ihr Bett.*

Wenn die Person einfach zur nächsten Aussage übergeht, dann wissen Sie, dass Sie ihre vorherige Aussage richtig wiedergegeben haben. Sie täten gut daran, sie in Ruhe zu lassen. Duschen ist den Kampf beileibe nicht wert, den Sie möglicherweise führen müssten, wenn Sie darauf bestehen würden, dass sie sich duscht, nachdem sie so eine »deutliche« Nachricht erhalten haben.

Wenn sie kein Wort herausbekommen

Aber nicht nur gesprochene Worte können undeutlich sein. Die Person, um die Sie sich kümmern, könnte Ihnen das Leben schwermachen, indem sie sich windet, die Arme in die Luft wirft, Grimassen zieht oder auf andere Art und Weise zu verstehen gibt, dass sie etwas ausdrücken möchte, es aber nicht kann. Manchmal könnte die Person auch knurren, grunzen oder murmeln, um sich auszudrücken. Diese Geräusche können nur schwer interpretiert und damit auch nur schwer reflektiert werden.

Sie haben beide eine Verabredung mit einem Nachbarn. Sie sagen freudig: »In Ordnung, es ist Zeit, dass du dich für den Kaffee nebenan anziehst.« Die Person mit Demenz antwortet mit einem »Hmmmpf«. Was bedeutet dieser Seufzer? Sie möchten nicht nachfragen. Überlegen Sie stattdessen, was es bedeuten könnte:

»Du würdest lieber zu Hause bleiben.«

»Du hast mir das nicht erzählt, aber eigentlich mochtest du den Nachbarn nie.«

»Du fühlst dich nicht gut.«

Sie meinte vielleicht, dass sie auf die Toilette muss, bevor es losgeht, doch es kann Sie einiges an Murren, Aussagen und Zeit kosten, das herauszufinden. Es ist ein schmaler Grat zwischen reflektiertem Zuhören und Klarstellen.

Gefühle erkennen

Beizeiten, auch wenn es der betroffenen Person nicht bewusst ist, haben Sie das Gefühl, sie möchte nur, dass jemand erkennt, wie sie sich fühlt. Sagen Sie ihr, was sie gerade gesagt hat, und verwenden Sie dieselben beziehungsweise ähnliche Worte im gleichen Ton. Es ist wichtig, den gleichen Tonfall zu verwenden. Nach einigem Hin und Her können Sie versuchen, dem Gefühl, das der Person Probleme zu bereiten scheint, zu benennen.

Person *(mit genervter Stimme): »Das ist ein Haufen Blödsinn, den der Doktor da von sich gibt.«*

Sie *(ähnlich genervt): »Was der Arzt gesagt hat, ist Blödsinn.«*

Person *(im gleichen Ton): »Dieser Arzt weiß nicht, wovon er redet.«*

Sie *(im gleichen Ton): »Der Arzt kennt sich auf seinem Gebiet nicht aus.«*

Person *(in leicht abgewandeltem Ton): »Genau. Ich bin nicht dement!«*

Sie *(mit ähnlicher Stimme): »Du glaubst nicht, dass du dement bist.«*

Person: *»Natürlich nicht. Der hat vielleicht Nerven, so etwas zu behaupten.«*

Sie: *»Er ist zu weit gegangen. Du bist stinksauer auf ihn.«*

Person: *»Du hast recht. So ist es. Ja, ich bin wütend. Wie konnte er nur …?«*

Sie wird immer noch wütend sein, aber es wird nachlassen. Sie machen weiter und bauen die Wut gemeinsam ab, bis ihr der Wind aus den Segeln genommen wurde.

Wenn Sie dranbleiben und die Person mit Demenz weiß, dass Sie sich bemühen herauszufinden, was sie tatschlich mitteilen möchte, erzeugen Sie einiges an Wohlwollen auf ihrer Seite.

Unbefriedigende Ergebnisse akzeptieren

Reflektiertes Zuhören führt bei Menschen mit Demenz nicht immer zu einem befriedigenden endgültigen Ergebnis.

Die betroffene Person ist gestürzt und hat sich sehr schlimm verletzt.

Person, *in Tränen aufgelöst: »Ich bin zu nichts zu gebrauchen. Ich mache keinerlei Fortschritte.«*

Sie: *»Du fühlst dich nicht gut. Es geht dir dermaßen schlecht und es bessert sich nicht.«*

Person: *»Sieh doch, wie ungeschickt ich bin.«*

Sie: *»Du bist gestürzt und wünschst, das wäre nicht passiert.«*

Person: *»Ja, es war immer schon ein Hin und Her mit mir.«*

Sie: *»Es geht immer auf und ab …«*

Person: *»Ja, das Leben ist schwer.«*

Sie: *»Das Leben ist schwer. Du weißt nicht, wie es weitergehen soll …«*

Person: *»Nein. Aber ich werde später in die Kirche gehen …«*

Sie: *»Die Kirche hilft dir.«*

Wie dieses Beispiel zeigt, können Sie manchmal lange zuhören, ohne viel herauszufinden. Indem Sie beharrlich sind, zeigen Sie allerdings Unterstützung und helfen, Dinge herauszufinden, auch wenn die Person selbst nicht genau weiß, was es ist – sie fühlt sich dadurch besser. Auch Sie können sich gut dabei fühlen.

Wenn Sie davon überrascht sind, was Sie letztendlich herausfinden, seien Sie sich bewusst, dass es etwas aus dem Leben der Person ist, so wie sie es wahrnimmt – etwas aus ihrer eigenen Realität. Es beinhaltet, was sie denkt und fühlt. Durch das Reflektieren dieser Gedanken und Gefühle Ihrerseits ist es ihr möglich, sich verstanden und akzeptiert zu fühlen und weniger unglücklich zu sein.

Reflektiertes Zuhören ist auch in Bezug auf andere Menschen in Ihrem Leben eines der wertvollsten Werkzeuge. Wie bei so vielen anderen Themen in diesem Buch kann der Inhalt dieses Abschnitts bei vielen Menschen in Ihrer Umgebung nützlich sein. Machen Sie oft davon Gebrauch.

»Manchmal braucht Ines kein Wort zu mir zu sagen. Anhand dessen, wie sie dasitzt, kann ich herausfinden, wie sie sich fühlt. Ich habe mich viel auf ihre Stimmungen eingestimmt, indem ich ihre Körpersprache beobachtet habe. Es hilft mir zu verstehen, was sie versucht zu sagen oder nicht zu sagen!«

12 Körpersprache

Körpersprache oder nonverbale Kommunikation besteht aus Gesichtsausdrücken, Kopfbewegungen und Bewegungen des Körpers, Gesten und Körperhaltungen. Wir alle kommunizieren auf diese Weise. Selbst wenn wir alleine sind, teilen wir unsere Gedanken und Gefühle jeglichem Beobachter durch die Art, wie wir sitzen, stehen, uns umsehen, uns am Kopf kratzen, unsere Aktentasche durchsuchen und unzählige andere Aktionen ausführen, mit. Daher ist die Beobachtung der Körpersprache von Demenzkranken, ihrer bewussten und unbewussten Kommunikation, ein wesentlicher Bestandteil des Verständnisses dessen, wie es ihnen geht und wie sie sich fühlen.

Gesichtsausdrücke und Kopfbewegungen

Kopf- und Gesichtsmuskeln tragen in der Regel unwillkürlich zu nonverbaler Sprache bei. Sie können aus den unausgesprochenen Antworten, die Ihr Zuhörer gibt, Informationen gewinnen. Seien Sie wachsam, vermitteln Sie Akzeptanz und stellen Sie Vermutungen darüber, was Ihr Gegenüber fühlen könnte, an. Sie müssen den nonverbalen Ausdruck, der Ihnen den Hinweis gegeben hat, nicht eindeutig bestimmen können.

Sie erwähnen, dass Sie zum Zahnarzt gehen und dass Ihre Nachbarin kommt, um Ihre Wäsche zu bügeln, während Sie unterwegs sind. Tatsächlich kommt die Nachbarin, um Ihren dementen Ehemann im Auge zu behalten. Sie bemerken, dass er die Stirn runzelt, als Sie ihm von dieser Abmachung erzählen. Sie wissen, dass er die Nachbarin nicht mag. »Tut mir leid, dass ich sie dir aufgebürdet habe«, sagen Sie. »Ich weiß, dass sie nicht dein Lieblingsmensch ist, aber sie hat mir angeboten, beim Bügeln zu helfen, und ich lehne ein freundliches Angebot nie ab.«

Einige typische Gesichtsausdrücke

Der Betreuer wird die Gründe für den Gesichtsausdruck erraten müssen.

Ausdruck		Mögliche Reaktion
Stirnrunzeln	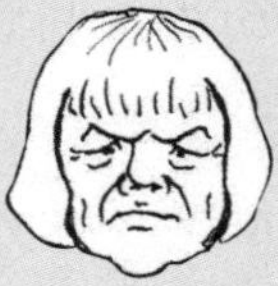	»Das gefällt dir nicht allzu sehr.«; »Du fühlst dich unwohl.«; »Du hast Schmerzen.«
Lächeln oder Lachen	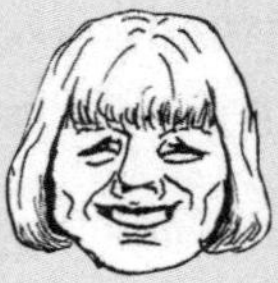	»Das hat dir wirklich gefallen.«; »Das war lustig.«
Hochgezogene Augenbrauen	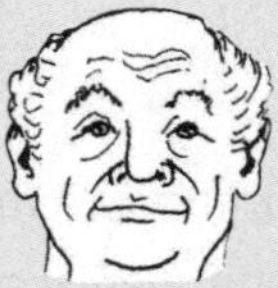	»Ich habe dich überrascht.«; »Du hast mich nicht erwartet.«
Herabgezogene Mundwinkel	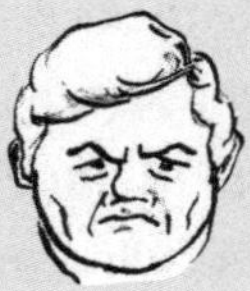	»Ich habe dich verärgert«; »Du hast damit ein kleines Problem.«
Aufblicken	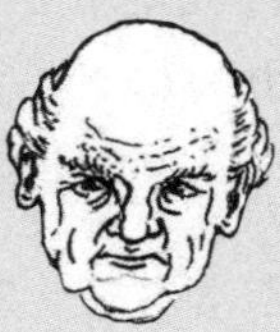	»Du weißt nicht, was du davon halten sollst.«; »Du möchtest, dass ich das näher erkläre.«
Augenkontakt vermeiden	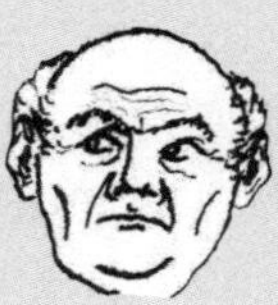	»Das ist dir etwas unangenehm.«; »Ich glaube, du stimmst nicht zu.«

Wenn Sie einen dieser Ausdrücke bei der Person, die Sie betreuen, bemerken, sollten Sie darüber nachdenken, ob Sie aufhören zu sprechen, das, was Sie sehen, beschreiben oder eine Vermutung über ihren Gemütszustand ausdrücken.

Sie haben gerade vorgeschlagen, dass Sie gemeinsam einkaufen gehen. Sie steht vor Ihnen.

Sie lassen sie wissen, was Sie beobachten. »Du lässt den Kopf hängen, schaust zu mir auf und hast herabgezogene Mundwinkel. Ich nehme an, du willst nicht tun, was ich gerade vorgeschlagen habe.«

Achten Sie darauf, dass Sie eine eindeutige Aussage über ihre Reaktion tätigen und keine Frage stellen.

Reaktion 1:

Die Person hebt den Kopf und sie nickt. Sie antworten, indem Sie sagen: »Du möchtest nicht tun, was ich vorgeschlagen habe.« Sie nickt erneut, dann schüttelt sie den Kopf. Sie lachen und sagen dann: »Du möchtest nicht mitkommen zum Einkaufen.« Sie schüttelt den Kopf erneut und lächelt ein bisschen. Sie sagen: »Nun, setzen wir uns hin und reden darüber, was du tun möchtest.« Sie beginnt zu strahlen, nickt und setzt sich nieder.

Reaktion 2:

Die Person schaut Sie an und schüttelt den Kopf. Sie antworten, indem Sie sagen: »Du möchtest nicht tun, was ich vorgeschlagen habe.« Sie schüttelt erneut den Kopf. Dann sagen Sie: »Setzen wir uns und sprechen gemeinsam über andere Vorschläge.« Sie schüttelt nochmals den Kopf und bleibt stehen. »Etwas anderes stört dich.« Sie nickt. »Sag mir, was es ist. Gib mir für den Anfang nur ein Wort, wenn du es mir nicht richtig erklären kannst, und ich versuche herauszufinden, was es sein könnte.«

Sie kommt Ihnen entgegen und die Entdeckungsreise geht weiter. Sie befinden sich in einer neuen Phase Ihrer Karriere als Pfleger und sind nun auch Detektiv.

Dieses ständige Überprüfen und Erraten kann ein langwieriger Prozess sein, aber es ist äußerst befriedigend, wenn Sie die Gedanken und Gefühle der Person aufdecken. Ein Ansatz wie dieser ist besser, als diese unausgesprochenen Nachrichten vollständig zu ignorieren. Es ist wichtig, ihre Reaktionen immer sofort zu klären. Wenn Sie warten, könnte es sein, dass die Person vergisst, was sie sagen wollte, und es aber in ihnen nagt.

Rita saß mit ihrem Mann, der sie besuchte, in der Abteilung für Demente und öffnete das Geschenkband des Pakets, das ihr ein alter Freund geschickt hatte. Dann drehte sie sich still zu Franz um und befestigte das Band an seinem Handgelenk. Er war unglaublich gerührt. Sie war immer sie selbst. Franz umarmte sie heftig.

Das war eine sehr bedeutsame stumme Geste eines Menschen mit Demenz, dessen wahres Ich nach wie vor in seinem Inneren vorhanden ist und der eine Liebesbotschaft voller Dankbarkeit versendet.

Körperhaltung und Bewegungen

Sie werden es mit verschiedenen Antworten versuchen müssen, wenn Sie die Körpersprache der Person identifizieren wollen.

Körperhaltung	Mögliche Reaktionen	Körperhaltung	Mögliche Reaktionen
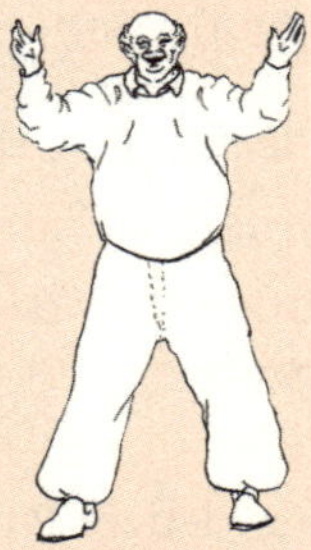	»Du heißt mich herzlich willkommen.«; »Du möchtest eine Umarmung.«	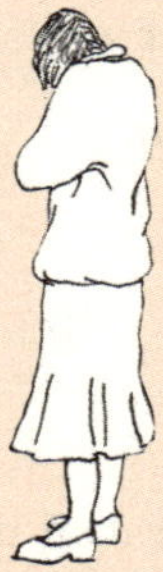	»Hmm. Es läuft nicht so gut.«; »Ich habe etwas gesagt, das dich traurig macht.«
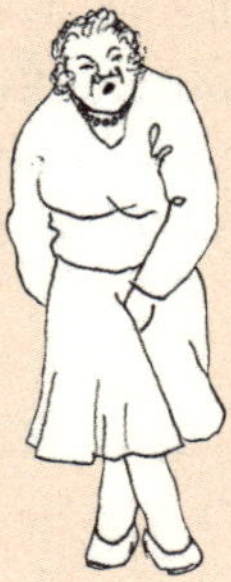	»Oh, du musst auf die Toilette.«	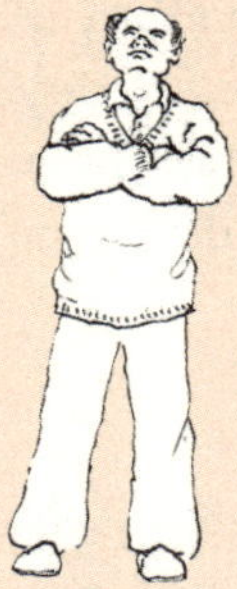	»Nein, du wirst deine Meinung nicht ändern.« »Du hast einen Einwand.«

Leon verschränkte seine Arme und wandte sich ab, als Frieda, seine Betreuerin, mit ihm sprach. Frieda dachte, dass entweder der Fernseher zu laut sei oder es Leon nicht gefiel, was sie sagte. Frieda versuchte, dies mittels einer Aussage klarzustellen: »Der Fernseher ist zu laut« oder »Sie wollen nicht hören, was ich sage«. Durch das Abklären erfuhr sie, was Leon meinte.

Wenn die Person nicht reagiert

Charlotte saß in sich zusammengesunken da, bewegte sich nicht und sprach kein Wort. Sie sah ihren Bruder Ludwig nur traurig an, als er ankündigte, sie zumindest zu ihrem wöchentlichen Spaziergang mitzunehmen. Sie liebte es normalerweise, mit ihm spazieren zu gehen. Ludwig war verwundert, aber die Betreuerin bemerkte Charlottes Reaktion und versuchte es mit einigen Aussagen. Ihre letzte, »dir ist ein bisschen übel«, stellte sich als richtig heraus. Charlotte hatte furchtbare Bauchschmerzen. Sie hatte es bis dahin nicht erwähnt. Die Betreuerin war Charlottes Körpersprache auf den Grund gegangen und hatte abgeklärt, was sie bedeutet. Das war sehr hilfreich. Es war Zeit, einen Arzt aufzusuchen.

Wenn die Person, die Sie betreuen, kommuniziert, indem sie absolut nichts tut, können ihre Gedanken und Gefühle nur schwer verstanden werden. Aber wenn Sie sich vorstellen, dass ihre Körpersprache als Botschaft fungiert, und erkennen, dass sie unbewusst versucht, Ihnen etwas mitzuteilen, hilft es Ihnen, zu entscheiden, wie Sie reagieren werden und was Ihr nächster Schritt sein könnte.

Gesten

Versuchen Sie, die Bedeutung folgender Gesten zu erraten. Hier gibt es keine »richtigen« Antworten. Wenn Sie solche Gesten bei der Person, die Sie betreuen, beobachten, können Sie nur so lange raten, bis sie herausfinden, was sie Ihnen sagen möchte.

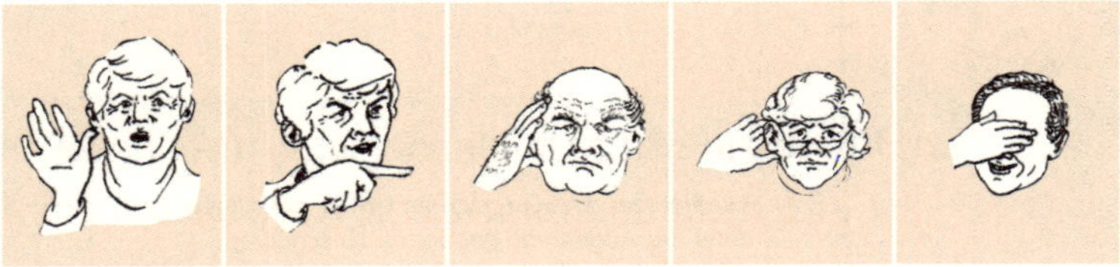

Versuchen Sie jedes Mal, wenn die Person, die Sie betreuen, in Ihre Richtung gestikuliert, die Bedeutung herauszufinden. Wenn Sie sich irren, ist es möglich, dass sie Sie ignoriert oder abgewinkt werden (was natürlich ein Beispiel für eine verständliche Geste ist). In jedem Fall schätzt sie Ihr Interesse.

Sie werden ihre Gesten leichter verstehen, je öfter Sie sie beobachten und nachprüfen, was sie bedeuten. Hier sind weitere Beispiele für nonverbale Botschaften mit möglichen Bedeutungen.

Nonverbale Botschaften	Mögliche Bedeutung
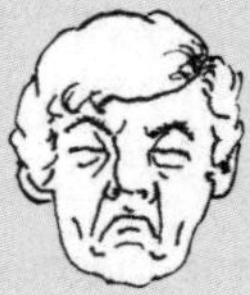	Die Person ist wütend.
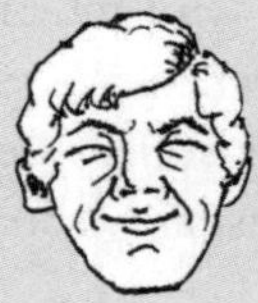	Die Person empfindet Ihnen gegenüber Zuneigung.
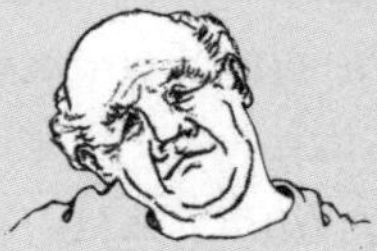	Die Person ist gerade dabei, etwas herauszufinden.
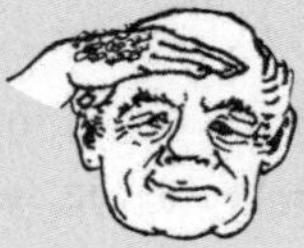	Die Person versucht, sich an etwas zu erinnern oder die Augen vor der Sonne zu schützen.

Es zahlt sich aus nachzuprüfen, ob Sie die Person verstehen, da Sie sich möglicherweise nicht sicher sind, ob sie verärgert und aufgeregt ist und verworrene Sätze und vermischte Wörter verwendet. Bleiben Sie wachsam. Seien Sie umgehend um Aufklärung bemüht, wenn Sie bemerken, dass Sie die Körpersprache nicht verstehen. Spontane Gesten sind oft hilfreich.

Körpersprache verstehen

Auf die Körpersprache der Person zu achten, während Sie sprechen, kann Ihnen dabei helfen zu erkennen, ob die Person Sie versteht. Es kann auch ein Zeichen dafür sein, was sie fühlt.

Zum Beispiel reagiert sie auf das Erwähnen ihrer Demenz-Diagnose möglicherweise, indem sie sie vehement abstreitet. Sie trampelt vielleicht mit den Füßen, ballt ihre Fäuste und ihr Gesicht wird rot. Sie können darauf reagieren, indem Sie die Worte aussprechen, die sie nicht sagt, aber vielleicht sagen möchte. Das Wichtigste ist, ihre Gefühle zu erkennen und die Wörter mit der gleichen Intensität wiederzugeben, die ihr körperlicher Ausdruck hat.

»Das hat eingeschlagen wie eine Bombe.«
»Du bist wirklich verärgert.«
»Wow, das ändert alles!«
»Kein Wunder, dass du verzweifelst!
Mir geht es genauso!«

Die betroffene Person hat Ihnen gezeigt, dass sie versteht, was Sie sagen, und Sie verringern das Ausmaß ihrer Reaktion, indem Sie ihre Gefühle wahrnehmen (oder sie sich vorstellen) und sie benennen. Wenn Sie ehrlich sind und auch Ihre eigenen Gefühle benennen, wird sich Ihr Gegenüber ebenfalls verstanden fühlen.

Es ist schwer zu sagen, was aus solchen Situationen hervorgehen kann, aber die ersten empathischen Worte könnten der Person, die Sie betreuen, Sicherheit geben. Sprechen Sie die Worte aus, die Ihnen in den Sinn kommen, egal wie unpassend sie erscheinen. Das kann den Grundstein für die Offenheit legen, mit der Sie einander in Zukunft begegnen.

Wenn die Körpersprache der Person sie ganz entspannt erscheinen lässt und sogar den Eindruck macht, sie würde die Diagnose akzeptieren, sind Sie vielleicht erleichtert und denken, dass dies etwas Positives für die Zukunft bedeutet. Doch geben Sie Acht, keine voreiligen Schlüsse zu ziehen. Sie wurde quasi gerade zu einer lebenslangen Haftstrafe verurteilt. Selbst wenn sie nichts sagt, muss es in ihrem Inneren rumoren. Konzentrieren Sie sich wirklich darauf, in welcher Verfassung die Person ist. Ist sie ruhiger als üblich? Blickt sie betrübt durch die Gegend? Zucken ihre Finger? Sie kann unmöglich völlig unberührt bleiben, nachdem sie etwas so Lebensveränderndes wie diese Diagnose gehört hat. Reagieren Sie darauf, was die Körpersprache Ihnen und Ihrer Intuition sagt. Sagen Sie ruhig so etwas wie:

»Du sagst nicht viel, aber in deinem Kopf spielt sich einiges ab. In meinem auch!«

»Das ist ja schrecklich, was für furchtbare Neuigkeiten!« »Ich finde es herzzerreißend!«

Sie versetzen sich in die Gefühle Ihres Gegenübers hinein und erzählen ihm von Ihren eigenen.

Anzeichen schlechter Gesundheit

Manchmal deutet ihre Körpersprache auf körperliche Symptome wie Halsschmerzen, Kopfschmerzen, unerklärliche Schmerzen oder Fieber hin. Die von Ihnen betreute Person sagt Ihnen möglicherweise nicht, wie es ihr geht. Sie müssen auf Ihre Intuition vertrauen. Es könnte sich eine Krankheit bemerkbar machen, die nicht ignoriert werden sollte. Sie werden mit dem Betroffenen zum Arzt gehen müssen. Notieren Sie sich diese ungewöhnlichen Verhaltensweisen, halten Sie die Symptome und ihre Bedeutung in Ihrem Tagebuch fest, damit Sie die Information beim nächsten Mal griffbereit haben.

Bedürfnisse und Gefühle kommunizieren

Die Person mag vielleicht nicht mehr in der Lage sein zu sprechen, aber sie kann ihre Nachricht trotzdem vermitteln, wenn Sie ihr Aufmerksamkeit widmen.

Zwei Jahre nach Niklar' schwerem Schlaganfall war sein allgemeiner körperlicher Gesundheitszustand ganz gut, aber sein Sprechvermögen war nicht zurückgekehrt und die Demenz war in vollem Gange. Eines Tages, als seine Familie in seinem Zimmer war, sie miteinander plauderten und ihn dabei ausgrenzten, sah er sich bittend um, bis er schließlich seine Hand in die Hose steckte und daran herumzog. »Papa, möchtest du uns bitten, dir eine neue Hose zu kaufen?«, fragte seine Tochter. Er strahlte und nickte.

Das ist ein Beispiel für eine aufmerksame Tochter und eine scheinbar demente Person, die trotz ihrer Krankheit versucht, ein Problem zu lösen.

Manchmal ist ihre Körpersprache einfach ein Ausdruck ihrer Bedürfnisse. Wenn sich die Person plötzlich in einem überfüllten Theaterfoyer auszieht, kann dies einfach bedeuten, dass ihr zu heiß ist.

Sie gehen zusammen spazieren. Sie reden nicht. Ein gemeinsamer Bekannter kommt auf Sie zu, wechselt jedoch die Straßenseite, um ein Aufeinandertreffen zu vermeiden. Die demente Person, die Sie betreuen, bleibt stehen, legt die Stirn in Falten, stemmt die Hände in die Hüften und schüttelt den Kopf. Sie sagen: »Es tut so weh, wenn uns jemand meidet. Du bist angewidert von dieser Person und enttäuscht. Ich auch.«

Der Betroffene vermittelt eine deutliche Botschaft: nonverbal, unbewusst und spontan. Ihr Kommentar ist einfühlsam und hilfreich, denn er formuliert seine Gefühle für ihn.

Die Handlungen der von Ihnen betreuten Person können sich oftmals ändern oder Ihnen seltsam vorkommen. Sagen Sie ihr, dass Sie sehen, wie sie handelt und welche Botschaft sich Ihnen dadurch vermittelt. Sie erhalten möglicherweise verständliche Gründe.

Machen Sie von Ihrem Tagebuch Gebrauch

Wenn Ihnen bestimmte Ausdrücke und Gesten der Person, die Sie betreuen, auffallen, schreiben Sie in Ihr Tagebuch, was sie bedeuten, nachdem Sie sie überprüft und festgestellt haben, dass Sie recht hatten. Diese Details können Ihnen beiden helfen, wenn Sie sie in Zukunft wahrnehmen, und das Aufschreiben hilft, sie in Ihrem Gedächtnis zu verankern.

Wenn Sie sprechen, wird die Person immer unbewusstes Feedback geben. Halten Sie daher Ihre Ohren für jedes Gemurmel, Ihre Augen für jede Gesichts-, Kopf- und Körperbewegung und Ihr Gehirn für die Analyse der Bedeutung dieser Reaktionen bereit. Das klingt unmöglich? Es ist möglich und es wird einen Unterschied machen, wie Sie sich in der Rolle des Pflegers bewähren und sich auch auf das Wohlbefinden der Person auswirken, die Sie betreuen.

»Ich habe das Gefühl, so viel getan zu haben, wie ich nur konnte. Ich glaube, ich kann nicht mehr. Larissa macht mich fertig mit ihrer Sturheit und Aggressivität. Wie kann ich weitermachen?«

13 Der Umgang mit schwierigem Verhalten

Zeichen von Aggression

Das Leben kann friedlich weitergehen oder aber es treten unglückliche Komplikationen auf. Im weiteren Verlauf der Demenz kann Verwirrung durch Erregung ausgedrückt werden und aggressives Verhalten zutage treten. Aggression ist kein normaler Teil der Demenz. Sie kann aus verschiedenen Gründen auftreten. Hier ein paar der häufigsten:

- Die Person mit Demenz lebt nicht mehr in ihrem gewohnten Rhythmus.
- Sie ist depressiv aufgrund von finanziellen Schwierigkeiten, sie bekommt es immer noch mit.
- Sie bekommt ihre Medikamente nicht rechtzeitig oder ihre Medikation ist wirkungslos geworden.
- Sie hatte vor Kurzem eine Narkose wegen einer notwendigen Operation.
- Sie fürchtet sich aufgrund von Halluzinationen.
- Sie hat Fieber oder fühlt sich aus anderen Gründen unwohl, besonders, wenn sie Schmerzen hat.

Lernen Sie, die Warnzeichen von Aggression zu deuten.
Ein bevorstehender Ausbruch kann signalisiert werden durch:

- einen bösen Ausdruck in ihren Augen und in ihrem Gesicht
- eine lautere Stimme
- ein rotes Gesicht
- Aufstehen und Im-Zimmer-Umhergehen.
- eine erhobene Faust oder einen ausgestreckten Mittelfinger

Sie müssen handeln, bevor es schlimmer wird.

Unruhe bei Einbruch der Dunkelheit

Am späten Nachmittag stellt die Person, um die Sie sich kümmern, Sie möglicherweise mit wirren Aussagen oder Handlungen auf die Probe. Sie wird unruhiger und aktiver. Diese Art von instabilem Verhalten ist oft aggressiv und wird als »Sundowning« bezeichnet, da es meist zum Zeitpunkt des Sonnenuntergangs eintritt. Menschen mit Demenz sind sehr anfällig dafür. Die Gründe für dieses Verhalten sind unklar. Am besten wirkt man ihm entgegen, indem man stimulierende Getränke wie Kaffee auf die Morgenstunden beschränkt und die Nachmittagsbeschäftigungen ruhig und beständig hält.

Ein konstruktiver Weg, damit umzugehen, besteht darin, dem, was die Person sagt oder tut, nicht zu widersprechen, um sie nicht herauszufordern.

Samuel ging durchs Haus, drohte mit einer erhobenen Faust und suchte nach seinen zwei Söhnen, die beide verheiratet waren und in einem anderen Land lebten. »Wo seid ihr, ihr unverantwortlichen Gören? Es ist Zeit für das Cricket-Training. Ich bin bereit, es jetzt gleich mit euch aufzunehmen.«

Anna, seine Frau, folgte ihm und sagte vorwurfsvoll: »Ach, Samu, sei doch vernünftig. Du weißt, dass die Jungs schon erwachsen sind. Du hast gerade eine deiner blöden Launen. Um Gottes Willen, setz dich hin und entspann dich.« Sie griff nach seinem Ärmel, wurde jedoch abgeschüttelt und gewaltsam weggestoßen.

Eine effektivere Antwort wäre folgende gewesen:

Anna, seine Frau, war einfühlsam: »Sie haben dich wirklich verärgert, Samu? Aber ich glaube, sie sind schon vor einer halben Stunde gegangen. Sie lieben Cricket. Lass uns einen Spaziergang machen, während wir darauf warten, dass sie nach Hause kommen.«

Anna akzeptierte Samuels Ärger und wandte ihn ab. Während sie spazieren gingen, vergaß Samuel seinen Ärger und die Bewegung half ihm, müde zu werden, sodass er in jener Nacht besser schlief.

Sollte die Person, um die Sie sich kümmern, anfällig für »Sundowning« sein, lesen Sie mehr darüber, halten Sie Strategien bereit, um damit umgehen zu können, und verlieren Sie nicht die Beherrschung.

Auf Aggression reagieren

Obwohl Sie Aggressionen manchmal durch gedankenloses oder unbewusstes Auftreten auslösen, werden sie normalerweise von der Krankheit und der Behandlung verursacht oder beziehen sich darauf. Ihre frustrierte Botschaft anzunehmen und sie zu benennen kann dabei helfen, die Person zu beruhigen. Stimmen Sie ihr einfach zu: »Das Leben ist schrecklich. Du hasst es!« Wenn die Person angefangen hat, mit Dingen zu werfen, können Sie Folgendes sagen: »Wenn du die Möglichkeit hättest, würdest du den Raum in Stücke reißen!« Sie ist vermutlich erstaunt, dass Sie ihr zerstörerisches Bedürfnis akzeptieren. Sie könnten ihr ein Kissen anbieten, an dem sie ihre Aggressionen auslassen kann, oder einen Topf und einen Löffel, um damit laute Geräusche zu machen. Ihre Kommunikation muss abwechslungsreich und einfallsreich sein.

Hören sie nicht auf, mit der Person zu sprechen, und identifizieren Sie ihre Gefühle, solange sie aufgebracht zu sein scheint. Wenn sie sich besser fühlt, wechseln Sie das Thema. Dann können Sie lachen und mit ihr über lustige Dinge reden, die zu dieser Situation passen und an die sie sich noch erinnern kann. Vergessen Sie nicht, dass sie sich sehr wohl erinnern kann. Schlagen Sie vor, eine Tasse Tee zu machen, spielen Sie ihre Lieblingsmusik oder drehen Sie den Fernseher auf. Gehen Sie mit ihr woanders hin und helfen Sie ihr dabei, sich auf etwas anderes zu konzentrieren.

Die Abwärtsspirale der Demenz kann zu zunehmend besorgniserregenden Situationen und aggressiven verbalen Botschaften seitens des Betroffenen führen.

David, der Lewy-Körper-Demenz hatte, stolperte eines Tages, verletzte sich ziemlich schlimm und wurde ins Krankenhaus eingeliefert. In den ersten zwei Tagen, als seine Frau Johanna ihn besuchte, lag er beinahe komatös im Bett. Am dritten Tag saß er in einem Rollstuhl am Fenster, als sie ankam. Als sie sich bückte, um ihn zu küssen, verfinsterten sich seine Augen, er packte sie am Handgelenk und knurrte: »Bring mich hier raus!« Er tat ihr wirklich weh. Sie schrie auf und zog ihre Hände weg. David schrie und fiel aus dem Rollstuhl, immer noch ihre Handgelenke umklammernd, und griff dann nach ihren Knöcheln. Es gab einen großen Tumult, als andere Patienten anfingen, Hilfe zu rufen, und die Krankenschwestern schnell darauf reagierten. Es dauerte lange, um den Vorfall zu klären, die beiden zu trösten und David wieder in den Rollstuhl zu bekommen. Johanna ging davon, erschüttert und entsetzt.

Eine effektivere Reaktion wäre folgende gewesen:

Davids fest umschlossener Griff um Johannas Handgelenk tat ihr wirklich weh, aber sie ließ es sich kaum anmerken. Sie sagte: »Du hasst Krankenhäuser, das weiß ich, David.« Dann redete sie ruhig mit ihm weiter, während sie nacheinander seine Finger von ihrem Handgelenk löste. David beruhigte sich allmählich. Sie legte seine Hand in seinen Schoß, nachdem sie sich aus seinem Griff gelöst hatte, und fragte sich, was in ihren sanften Ehemann gefahren war. Die Krankenschwestern erzählten ihr später, dass er Fieber bekommen hatte. Dies führt bei Menschen mit Demenz häufig zu Aggressionen. Doch sie hatte seine Nachricht ganz richtig verstanden.

Johannas gefasste Reaktion hat David sehr geholfen. Oftmals muss der Betreuer zuerst an die Situation der Person mit Demenz denken, bevor er sich seine eigenen Gedanken macht.

Manchmal kommt die Aggression unerwartet und dieses Verhalten erschreckt Sie.

Laura ging nach draußen, um Michael zu sagen, dass das Mittagessen fertig war. Er ignorierte sie. Sie sagte es ihm noch einmal und er nahm immer noch keine Notiz davon. Sie nahm seinen Arm und versuchte, ihn ins Haus zu bringen. »Komm schon. Das Essen ist fertig.«

Michael schlug sie auf die Wange. Sie ließ von seinem Arm ab und war ganz perplex. Die Ohrfeige war nicht sehr fest gewesen, aber es sah ihm gar nicht ähnlich. Sie fühlte sich erniedrigt und wütend und vergaß all ihre guten Absichten. Sie fing an, die verbotene Frage zu stellen: »Warum um alles in der Welt …?« Bevor sie weitersprechen konnte, schrie Michael: »Du hast ja immer alles so toll unter Kontrolle, nicht wahr? Du liebst es, mich herumzukommandieren. Ich habe es satt!«

Sie ging davon, immer noch wütend. Dann hielt sie inne und dachte: Michael hat mir gerade gesagt, was er denkt und wie er sich fühlt. Sie erkannte, dass sie von ihm erwartete, dass er dankbar sei für das, was sie für ihn tat. Doch jetzt wusste sie, dass er nicht dankbar war, sondern dass er sich minderwertig und von ihr herumkommandiert fühlte. Sie erkannte, dass sie das notieren und ihren Ansatz überdenken muss. Michael vermittelte seine Gefühle zunächst, indem er Laura ignorierte, drückte sie aber schließlich aus, indem er zuschlug. Laura schaffte es zu akzeptieren, was die Ohrfeige und Michaels Worte bedeuteten, ohne nachtragend zu sein. Michael war zu müde oder konnte es ihr nicht anders sagen. Sie sah ihn mit der Hand auf ihrer Wange an. »Ach, Schatz«, sagte sie, »ich war so herrisch, es tut mir leid. Da musst du ja von mir genug haben.« Michael entspannte sich und war sichtlich erfreut, dass er verstanden worden war.

Ihre Aussagen werden Sie mitunter sprachlos zurücklassen.

Es ist Schlafenszeit. Martin geht ins Schlafzimmer. Als Linda kommt, um ihm wie üblich dabei zu helfen, sich auszuziehen, schreit er sie an: »Geh weg, du aufdringliches Miststück!« Linda ist perplex. Martin hat zuvor noch nie etwas Derartiges zu ihr gesagt. Da sie nicht darauf vorbereitet war, schreit sie ihn an: »Wage es ja nicht, so mit mir zu reden, nach allem, was ich für dich tue. Jetzt ist es Zeit fürs Bett. Lass uns die Kleidung ausziehen.« Sie tritt näher an ihn heran und er schlägt sie. Sie versucht, ihn mit größerer Bestimmtheit auszuziehen, und dann beginnt der Kampf. Schließlich kann sie sich losreißen und aus dem Zimmer flüchten. Martin folgt ihr.

Das hier wäre vielleicht eine effektivere Reaktion gewesen:

Als Martin Linda zum ersten Mal anschreit, sagt sie: »Okay, du machst das lieber selbst, dann überlasse ich es dir.« Sie geht aus dem Raum und fragt sich, was wohl passieren wird. Sie hört hin, hört nichts und wartet ab. Zehn Minuten später kehrt sie zurück. Martin steht immer noch da, wo sie ihn stehen gelassen hat, und sieht verloren aus. Dieses Mal lässt er zu, dass sie ihn auszieht. Linda denkt nur: »Es ist nicht wichtig, ob er in seinem Pyjama zu Bett geht. Ich werde nur versuchen, ihm seine Schuhe auszuziehen!« Wahrscheinlich war es mit Martins Demenz weiter bergabgegangen und Linda hatte dies nicht bemerkt. Er dachte höchstwahrscheinlich, dass sie eine Fremde sei, die versuchte, ihn auszuziehen, und wehrte sie sofort ab. Wenn man es so betrachtet, erscheint Martins Reaktion vollkommen verständlich.

Sollte die Person mit Demenz allerdings übermäßig aggressiv werden, müssen Sie vorsichtig sein. Sie gibt Ihnen möglicherweise Hinweise darauf, dass sie gefährlich werden könnte. Sie selbst können am besten beurteilen, wie unkontrollierbar das Verhalten der Person sein wird. Seien Sie darauf vorbereitet, sich in Sicherheit bringen zu können, wenn Sie glauben, in Gefahr zu sein. Sie sollten sich auch immer im Klaren darüber sein, wo Sie Hilfe finden können.

Es kann vorkommen, dass Sie zu einem anderen Zeitpunkt schreckliche Angst bekommen, wenn sich der Demenzkranke gewaltsam und hasserfüllt zeigt. Im unten beschriebenen Fall war keine effektive Kommunikation zwischen dem Demenzkranken und seiner Frau möglich trotz all ihrer Bemühungen, ihm zuzuhören und ihn zu verstehen. Er war bereits auf einer anderen Stufe der Krankheit angelangt.

Als Markus' Demenz voranschritt, wurde er instabil und misstrauisch. Er ging auf seine Frau Hanna los, beschwerte sich darüber, wie sie sich um die Haushaltskosten kümmerte, und attackierte sie manchmal sogar körperlich. Wenn sie eine oder zwei Stunden von zu Hause weg war, beschuldigte er sie, eine Affäre zu haben. Hanna versicherte ihm, dass das nicht stimmte, kümmerte sich so gut wie möglich um die Finanzen und bewahrte einen klaren Kopf, indem sie ihrer Familie ihr Herz ausschüttete. Doch trotzdem fühlte sie sich oft bedroht und kurz vor dem Zusammenbruch.

Als Markus schließlich ins Krankenhaus eingeliefert wurde, erzeugte er Chaos, attackierte Krankenschwestern, warf mit Geräten um sich. Hanna besuchte ihn regelmäßig, bis er sagte: »Ich werde dich umbringen.« Und sie realisierte, dass er völlig verloren war. Sie hörte auf, ihn zu besuchen.

Es kann der Punkt kommen, an dem die Person, um die Sie sich kümmern, jeglichen Zugang zu Ihnen verliert und extrem gewalttätig wird. Geben Sie sich nicht selbst die Schuld, auch nicht dem Betroffenen. Geben Sie der Demenz die Schuld.

Halluzinationen

Nicht jeder, der Demenz hat, hat auch Halluzinationen. Aber sollte die Person, die Sie betreuen, welche haben, spielen Sie mit bei dem, was sie behauptet zu erleben.

Jana und Ralf teilten sich immer noch ihr Doppelbett trotz seines mitunter seltsamen Verhaltens, das von seiner Lewy-Körper-Demenz rührte. Eines Tages ging Jana nach ihrem Ehemann zu Bett. Während Sie sich an ihn kuschelte und ihn umarmte, drehte er sich zu ihr und sagte: »Ah, hier bist du. Ich habe noch eine andere Frau hier im Bett.«

Jana überlegte rasch. »Ach, hast du das? Wie heißt sie?« Ralf drehte sich auf die andere Seite und fragte: »Wie heißt du?« Dann drehte er sich wieder zu Jana um und sagte: »Sie heißt Bessie.« Und von diesem Tag an teilten Jana und Ralf ihr Doppelbett mit Bessie.

Die Realität der Person zu akzeptieren kann unwirklich erscheinen, doch es ist weitaus einfacher, als mit ihr zu streiten. Kommunizieren Sie weiterhin in einer toleranten und entspannten Art und Weise.

Halluzinationen sind nicht immer visueller Art.

Simon brachte Moritz eine Tasse Tee. »Simon, ich kann die Tasse nicht nehmen. Ich habe dieses klebrige Zeug an meinen Fingern«, sagte er und streckte die Hände aus. Simon stellte den Becher ab, hob ein Taschentuch auf und wischte vorsichtig Moritz' Finger und die Oberflächen seiner Hände ab. »Jetzt besser?«, fragte er. »Das ist viel besser, danke, Simon«, sagte Moritz, beugte sich vor und nahm die Tasse.

Zu akzeptieren, was sie sagen, wird Ihre Tage einfacher gestalten. Es gibt Möglichkeiten, negative Kommentare zu vermeiden.

Die Person »hilft« Ihnen, den Einkaufswagen im örtlichen Supermarkt zu schieben.

Sie hält ständig an und legt unerwünschte Sachen hinein. Sie sagen verärgert »Nein« oder »Das wollen wir nicht« und legen die Waren zurück. Sie merken, wie Ihr Stresslevel allmählich ansteigt und zu Erschöpfung wird.

Anstatt zu versuchen, die Person davon abzuhalten, trennen Sie die unerwünschte unauffällig von der »erwünschten« Ware, indem Sie sie in einen anderen Teil des Wagens legen (vielleicht auf der einen Seite einer größeren Packung). Wenn Sie die Kasse erreicht haben, legen Sie diese zuerst aufs Fließband, erklären Sie dem Verkäufer in Ruhe, was passiert ist, entschuldigen Sie sich und bitten Sie darum, dass die Sachen wieder in die Regale gebracht werden.

Sie könnten auch die Mitarbeiter und Mitarbeiterinnen der Geschäfte oder Restaurants, die Sie häufig besuchen, von der Demenz-Erkrankung der von Ihnen betreuten Person erzählen, sodass sie Ihnen vielleicht helfen können. Sie werden Sie nach wie vor als Kunden oder Kundin schätzen und höchstwahrscheinlich kooperieren.

Sexuelle Botschaften

Es ist wichtig zu wissen, dass Demenz die sexuellen Bedürfnisse eines langjährigen Partners nicht verschwinden lässt. Er ist immer noch sein altes Ich. Schaffen Sie Gelegenheiten, um über sexuelle Gefühle der Person zu sprechen. Versuchen Sie, Sex gelegentlich auf nicht allzu persönliche Art und Weise zu erwähnen: Reden Sie über Ihre Reaktionen zu einem Film mit sexuellem Inhalt, Gerüchte (oder erfinden Sie Bemerkungen) über Bekannte mit promiskuitivem Lebensstil oder auch Personen des öffentlichen Lebens, deren weniger anständiges Leben in den Fokus der Öffentlichkeit gerückt wurde. Machen Sie viele lange Pausen – versuchen Sie alles, um der Person die Möglichkeit zu geben, ihre eigenen Gefühle zu erkunden.

Es wird Ihre Vorstellungskraft und Ihre Geduld auf die Probe stellen, vielleicht schrecken Sie sogar davor zurück, weil das Thema zu persönlich, schwierig oder kompliziert ist. Aber lassen Sie sich einfach darauf ein. Die Person ist vermutlich dankbar dafür und Sie könnten Gedanken entdecken, die Ihnen unbekannt waren.

Ihre sexuellen Bedürfnisse können auch im hohen Alter bestehen bleiben. Langfristige Partner wissen, wie die Person mit Demenz ihre sexuellen Wünsche ausdrückt; wenn Sie jedoch ein bezahlter Betreuer sind, tun Sie sich vielleicht schwer, damit umzugehen.

Rick, der an frontotemporaler Demenz litt, kam plötzlich auf Luisa, seine Betreuerin, zu und fasste ihr in den Schritt. Sie wandte sich erschrocken ab. »Hören Sie auf damit, Rick«, fuhr sie ihn an. »Sie dürfen sich mir nicht auf diese ekelhafte Weise annähern!«

Danach schämte sie sich ein wenig für sich selbst. Sie dachte, sie hätte es besser wissen und sich nicht so aufregen sollen. Aber was hätte sie tun können? Sie entschied, dass sie, sollte es ein nächstes Mal geben, jegliche körperliche Annäherungsversuche mit Bestimmtheit unterbinden und Folgendes sagen würde: »Rick, Sie müssen manchmal sehr frustriert sein – Sie sind wohl sehr einsam ohne Partner.« Sie wollte seiner Familie nichts davon erzählen, solange es nicht außer Kontrolle geriet. Sie war sich nicht sicher, wie ihre unterschiedlichen Reaktionen aussehen würden, und jetzt, wo sie darauf vorbereitet war, konnte sie alleine damit umgehen.

Unten finden Sie den ehrlichen Tagebucheintrag eines männlichen Betreuers:

Nachdem ich Gretas sexuelle Avancen heute Abend abgelehnt hatte, saß sie in sich zusammengesunken beim Abendessen, aß kaum, sprach nicht, stand vom Tisch auf, setzte sich auf die andere Seite des Zimmers und wandte sich von mir ab. Das war mir sehr unangenehm. Ich fragte sie, ob sie mir sagen will, dass sie aufgrund meiner Ablehnung verärgert ist. Sie sagte »Ja« und wurde dann fröhlicher. Sie hatte das Gefühl, ihre Botschaft erfolgreich vermittelt zu haben.

Auch der Verfasser dieser Zeilen fühlte sich besser, nachdem er diese in sein Tagebuch geschrieben hatte. Es war nicht leicht, »Nein« zu sagen, doch er war erschöpft und wusste, dass er sich seine Energie gut einteilen musste, wenn er sich weiterhin um Greta kümmern wollte. Er konnte nicht jeder Bitte nachkommen.

In diesem Tagebucheintrag denkt die Partnerin eines Demenzkranken darüber nach, wie die Krankheit ihr Sexleben verändert hat.

»Sex ist ihm sehr wichtig. Es wird alle zwei, drei Wochen unausgesprochen zum Thema, wenn er in mein Bett kommt, ohne ein Wort zu sagen, aber mit einer Erektion. Er agiert sehr steif und langsam, aber danach geht es ihm immer besser. Ich bin manchmal überrascht, dass ihm mein alter, ihm so bekannter Körper immer noch gefällt. Ich habe nicht mehr oft das Verlangen nach Sex, aber danach geht es auch mir meist besser und ich denke darüber nach, wie das Leben ohne wäre.«

Sie blieb weiterhin eine tolerante und anpassungsfähige Partnerin.

Sexuelle Bedürfnisse sind eine Seite von Demenz, über die nicht oft gesprochen wird, aber alle Betreuer und Betreuerinnen sollten darauf gefasst sein, um damit umgehen zu können.

Für die Person mit Demenz ist es sehr schwierig, ihre Gedanken und Wünsche auf diesem Gebiet angemessen auszudrücken.

»Neulich hatte ich einen Geistesblitz. Aufgrund des Umgangs mit meinem geliebten tauben und dementen Sven nutzte sich meine Stimme immer mehr ab, also schrieb ich das, was ich ihm sagen wollte, mit Filzstift auf Karton und zeigte es ihm. Er tat, worum ich ihn gebeten hatte. Ich habe sehr wenige Wörter verwendet. Juhu! So wird es in Zukunft gemacht.«

14 Weitere Tipps für eine bessere Kommunikation

Wenn Ihre üblichen Kommunikationskanäle nicht mehr ausreichen, müssen Sie vielleicht andere Maßnahmen ergreifen, um Ihre Nachrichten zu vermitteln. Dieses Kapitel enthält Vorschläge für eine Vielzahl an weniger verbreiteten Kommunikationsmethoden. Sie sind für Sie beide anregender und geben Ihnen andere Möglichkeiten, wenn Sie die Person mit Demenz nicht gleich beim ersten Mal verstehen.

Ausgedruckte Botschaften

Sollte Sie die Person, um die Sie sich kümmern, mit leerem Blick ansehen, wenn Sie sprechen, hat sie Sie entweder nicht verstanden oder nicht gehört. Es gibt eine andere Möglichkeit, ihr Ihre Nachricht zu vermitteln.

Als Renate, Herberts Frau, ihn ausdruckslos ansah und nicht auf seine Worte reagierte, hielt er ihr eine der Karten vors Gesicht, die er stets bei sich hatte. Darauf stand: »WIR HABEN BESUCH BEKOMMEN.« Sie lächelte sofort, stand auf und tat, was die Karte angedeutet hatte. Sie konnte immer noch lesen, führte den Besucher auf seinen Patz und fragte ihn, wie es ihm ginge, obwohl sie nicht wusste, um wen es sich handelte oder weshalb er da war.

Herbert hatte andere oft gebrauchte Aussagen in großen schwarzen Buchstaben auf feste Karten gedruckt: »BITTE STEIG INS AUTO« oder »ZEIT, DUSCHEN ZU GEHEN«. Es ersparte ihm, sich ständig zu wiederholen.

Computer, Smartphones und Tablets verwenden

Wenn die Person, die Sie betreuen, mit einem Computer umgehen kann, ermutigen Sie sie und ihre Freunde dazu, via E-Mail zu kommunizieren. Eine große Schrift erleichtert das Lesen der Nachricht und sie gibt dem Gehirn Zeit, sie zu verstehen und eine Antwort zu formulieren.

Lilly setzte Adam jeden Montagmorgen an den Computer, um zu sehen, welche Witze seine alten, treuen Freunde ihm diese Woche geschickt hatten. Sie schienen einen unerschöpflichen Vorrat davon zu haben und Adam freute sich auf diese Momente, obwohl einige der Witze Lilly erröten ließen.

Mit fortschreitender Demenz wird die Person immer mehr Zeit benötigen, um aufzunehmen, was man ihr sagt. Auch Sie können der Person E-Mails schicken – am besten in großer Schrift –, wenn Sie den Eindruck haben, dass sie gesprochene Worte nicht mehr versteht.

Wenn die betroffene Person ein Smartphone oder Tablet hatte, ermutigen Sie sie, dieses weiterhin zu verwenden. Solche Geräte können ein Kontakt zur Außenwelt sein und ebenso Unterhaltung und Stimulation bieten. Die Kommunikation mit Menschen außerhalb der direkten Familie ist sehr wichtig für ihr allgemeines Glück und ihr Selbstwertgefühl.

Wie man mit Wiederholungen umgeht

Nicht alle Demenzkranken wiederholen sich ständig. Wenn die Person, die Sie betreuen, das tut, werden Sie in Zukunft viel Geduld brauchen. Wenn Sie immer wieder gefragt werden, wann es denn Mittagessen gibt, kann Ihr Geduldsfaden reißen, sodass Sie vielleicht schreien: »Ich habe es dir schon unzählige Male gesagt! Wir essen um 1 Uhr!« Sie haben schon wieder vergessen, dass Sie die Rolle eines Pflegers spielen!

Überlegen Sie sich Strategien, um bei Verstand zu bleiben. Wenn zum Beispiel die Zeit fürs Mittagessen immer wieder erfragt wird, können Sie, wenn die betroffene Person noch dazu in der Lage ist, die Uhr zu lesen, eine Uhr mit beweglichen Zeigern aus Pappe basteln, die Sie täglich auf die Mittagszeit einstellen, oder Sie beschriften eine Karte und halten austauschbare Nummern bereit: »Mittag ist heute um (1)«. Dann brauchen Sie nur darauf zu zeigen.

Notieren Sie, was oft wiederholt wird, und bereiten Sie sich darauf vor wie Herbert mit seinen ausgedruckten Notizen.

Auch auf die Gefahr hin, es zu oft zu wiederholen: Die Person ist immer noch sie selbst. Man wird leicht von seiner Rolle als Pfleger vereinnahmt und vergisst, dass man sich um einen Menschen mit Persönlichkeit kümmert.

Marias Mutter machte sie wahnsinnig mit ihren ständigen Wiederholungen und damit, »dass ihre Mutter in einem Zauberland lebte«, wie Maria es beschrieb. Sie wollte, dass ihre Mutter dahin gehend untersucht wird. Die psychologische »Expertin«, die dafür herangezogen wurde, stellte ihrer Mutter zahlreiche Fragen (die sie komplett verwirrten) und gab ihr schließlich einen Stift und ein A4-Blatt mit einem großen Rechteck in der Mitte. Die Expertin sagte: »Schreiben Sie bitte etwas, egal was, in das Rechteck hinein.« Mit gedämpfter Stimme sagte sie zu Maria. »Das ist ein aussagekräftiger Test. Wenn sie etwas außerhalb des Rechtecks hinschmiert, zeigt das, dass sie ihre geistigen Fähigkeiten verliert.«

Marias Mutter schrieb ein paar Minuten lang und gab dann das Blatt zurück. Im Rechteck stand geschrieben: »Ich weiß nicht, wieso mir diese Person all diese schrecklich langweiligen Fragen stellt.«

Wie sehr lebt sie also »in einer Zauberwelt«? Manche Teile des Gehirns der betroffenen Person funktionieren immer noch. Sie ist immer noch sie selbst. Diese »Expertin« hatte Lücken in ihrem Test und Maria hatte unmögliche Erwartungen an ihre Mutter. Behandeln Sie Demenzkranke mit Respekt und sprechen Sie so oft wie möglich normal mit ihnen.

Mit »Echo« umgehen

Eine andere Form der Wiederholung ist, wenn die Person Ihr Echo spielt, also wiederholt, was Sie gerade gesagt haben. Es ist oft nicht ersichtlich, weshalb sie das tut. Meist ist es am besten, das einfach zu ignorieren oder unverfängliche Antworten zu geben wie »Oh«, »Hmm« oder »Wirklich?«. Manchmal braucht es aber auch reflektiertes Zuhören.

Üben Sie Ihre Antworten so lange, bis Sie sie verinnerlicht haben. Sie sollten Ihre Rolle als Pfleger vereinfachen und der Person mit Demenz wird nicht auffallen, dass es immer dieselben sind.

Gehen Sie vorsichtig mit Berührungen um

Wenn Sie wissen, dass die von Ihnen betreute Person Zeichen von Wärme und Nähe mag, werden Sie auch unterschiedliche Möglichkeiten kennen, ihr diese zu geben:

- Umarmungen – von vorne, um die Schultern, um die Hüfte
- Hände halten
- Ihren Arm nehmen und sich bei ihr einhaken
- eine ihrer Hände mit beiden Händen halten
- ihren Arm, ihren Rücken, ihre Wange oder ihr Knie streicheln

Manche Menschen lieben Körperkontakt, andere tolerieren ihn, wieder andere hingegen mögen ihn gar nicht. Sie können sich nicht daran gewöhnen und sehen es als eine Verletzung ihrer Privatsphäre.

Tim, Daniels Betreuer, sah einen kämpferischen Ausdruck in seinem Gesicht, als der Mann, der seine Gesundheit überprüfen sollte, hereinkam. Daniel hatte gerade unhöflich abgelehnt, an den von ihm vorgeschlagenen Physiokursen teilzunehmen. Verständnisvoll ging Tim auf Daniel zu. »Dieser Mann ist manchmal etwas aufdringlich«, sagte er und legte seinen Arm um Daniels Schulter. Zu seinem Erstaunen drehte sich Daniel weg und schubste ihn zur Seite.

Tim war überrascht, dass Daniel seine mitfühlende Geste abwehrte.

Seien Sie sensibel im Hinblick auf die Gefühle des Demenzkranken. Geben Sie ihm viel Körperkontakt, wenn er das mag, oder nur gelegentlich oder vielleicht überhaupt nicht, wenn er ihn ablehnt.

Kommunizieren Sie, indem Sie gemeinsam Sachen machen

Gehen Sie nicht davon aus, dass die Person mit Demenz aufgibt, wenn sie nicht spricht. Es ist nur so, dass die Anstrengung, Wörter zusammenzufügen, zu groß wird. Wenn Sie zu Besuch sind, schauen Sie sich gemeinsam alte Fotos an, singen Sie alte Lieder oder hören Sie alte Lieblingsmusik, um Ihre Freundschaft auszudrücken. Machen Sie Witze, lachen Sie oder bringen Sie ein einfaches Spiel wie Domino mit.

Der 12-jährige Dennis besuchte seine Großtante. »Ich habe ein Spiel mitgebracht, Tante. Ich habe es extra mitgenommen«, sagte er. Sie wirkte etwas unsicher. »Du bist blau und ich werde rot sein«, fuhr er fort und gab ihr die Würfel in die Hand. Sie würfelte zwar, sagte oder tat aber immer noch nichts. »Okay, Tante«, sagte er, »ich kümmere mich auch um deine Figuren.« Dennis nahm die blauen Figuren und schob sie umher. Sie lächelte. Ihre Augen bewegten sich mit den Figuren mit, dann zu seinem Gesicht und zurück zum Brett, während er würfelte und seine roten Figuren bewegte. »Du hast den Dreh raus, Tante«, sagte er und sie machten weiter.

Junge Menschen agieren oft natürlich und unvoreingenommen, bevor sie die Erwartungen der Erwachsenen annehmen. Sie akzeptieren alte Menschen, wodurch sich diese wertgeschätzt fühlen.

Aus der Ferne Liebe schicken

Die meisten Demenzkranken werden dankbar sein, dass ihre Familie und ihre Freunde mit ihnen in Kontakt bleiben, auch wenn diese weit weg sind. Von Zeit zu Zeit Karten, Fotos, E-Mails, Blumen oder sonstige Geschenke zu schicken lässt sie wissen, dass sie nicht vergessen wurden. Solch unerwartete Sendungen wirken anregend. Briefkuverts müssen geöffnet, Geschenke ausgepackt und Blumen platziert werden. Binden Sie den Betroffenen so viel wie möglich in diese Tätigkeiten ein.

Telefonate mit Familie und Freunden können befriedigend ausfallen oder nicht und einige werden sich fragen, ob sich der Zeitaufwand lohnt. Doch die Person mit Demenz ist immer noch sie selbst und es wird ihr guttun, eine vertraute Stimme zu hören. Als Betreuungsperson können Sie die Menschen ermutigen, so in Kontakt zu bleiben.

Verena hatte eine besondere Beziehung zu ihrer Großmutter, die merklich an Demenz erkrankt war. Nichtsdestotrotz telefonierte Verena, die in einer anderen Stadt als Krankenschwester arbeitete, regelmäßig mit ihr und sie führten lange, ausführliche Gespräche. Verena erzählte ihr, was sie so erlebt hatte, und ihre Großmutter antwortete mal Sinnvolles, mal Unsinniges und plauderte freundlich vor sich hin. Mehr als einmal legte sie den Hörer ab und ging davon, ohne zurückzukommen. Verena wartete eine Weile, grinste und legte auf. Wenn ihr Vater die Großmutter dann später besuchte, erzählte sie ihm, dass Verena angerufen hatte und dass sie ein wunderbares Mädchen sei.

Vielleicht wusste Verena, wie wichtig es ist, in Kontakt zu bleiben, weil sie selbst Krankenschwester war.

Letzte Etappen der Kommunikation

Je stärker die Demenz zutage tritt, desto weniger Möglichkeiten bleiben dem Betroffenen, eigene Wünsche zu äußern. Manchmal sind Bewegungen das Ergebnis von Dyskinesie (einer Störung des Bewegungsablaufs) oder Verzerrungen. Zu einem anderen Zeitpunkt kann Ihnen aber auch Ihr ganzer Körper, mitunter unbewusst, eine Botschaft vermitteln wollen. Dessen müssen Sie sich bewusst sein.

Vier Jahre nachdem ihn sein schlimmer Schlaganfall unfähig gemacht hatte, zu sprechen, akzeptierte Wilhelm die Überweisung in Vollzeitpflege mit außergewöhnlicher Dankbarkeit. Seine Frau Julia führte ihn täglich eine halbe Stunde in seinem Rollstuhl aus. Sie hielt oft an, um mit ihm zu plaudern und um die Vögel zu beobachten oder aufs Meer zu schauen, während er stumm lächelte.

Eines Tages jedoch bemerkte sie eine auffällige Veränderung. Als sie den Krankenhausgang entlang und auf die Eingangstür zugingen, versteifte sich Wilhelm. Seine Fäuste ballten sich zusammen, seine Ellbogen gingen straff zurück und er saß steif und aufrecht im Rollstuhl. Er streckte seine Füße aus und machte leise, wimmernde Laute. Als sie die ersten paar Meter draußen herumfuhren, wurde Wilhelm außer sich vor Wut. Er warf sich heftig von einer Seite auf die andere und tat sich selbst weh. Julia war klug genug, sofort umzudrehen und ihn wieder hineinzubringen, wo seine ungewöhnlichen Krämpfe aufhörten und er zurück in den Rollstuhl sank.

Beim nächsten Mal verhielt er sich genau gleich, als Julia mit ihm spazieren gehen wollte, und ihr wurde klar, dass die Demenz einen weiteren Schritt abwärts im Krankheitsverlauf genommen hatte. Er war stationär aufgenommen worden. Er fühlte sich nur in seinen vertrauten vier Wänden wohl, mit vertrautem Personal und anderen Bewohnern rund um ihn. Sie fuhr mit ihm im Heim umher und war froh, dass sie seine Körpersprache verstanden hatte.

Verabschiedung

Eine der schwierigsten Zeiten, um zu kommunizieren, ist, wenn das Leben der von Demenz betroffenen Person zu Ende geht. Machen Sie von Gesichtsausdrücken, Gesten und sanften Berührungen Gebrauch, um liebevolle Botschaften zu vermitteln.

Nichts geht über unausgesprochene, tröstende Nachrichten und sanfte Kontaktaufnahme, außer natürlich, die Person möchte nicht berührt werden.

Hören, so heißt es, sei der letzte Sinn, der verschwinde. Daher wären Worte über vertraute und geliebte Dinge vielleicht die besten Botschaften für die letzten Stunden. Was ist, wenn der Betroffene taub ist? Sagen Sie die gleichen Sachen und machen Sie lange Pausen – er wird das Murmeln einer Stimme hören und sie möglicherweise als Ihre erkennen. Es macht nichts, wenn er die Worte nicht hört. Der Ton ist beruhigend und die Pausen bieten ihm die Möglichkeit, zu sprechen, falls er hinter seinen geschlossenen Augenlidern bei Bewusstsein ist.

15 Zusammenfassung

Inzwischen werden Sie erkannt haben, aus welch verschiedenen Richtungen Menschen mit Demenz Botschaften senden. Es kann schwierig und frustrierend sein, wenn Sie versuchen, zu verstehen, was sie Ihnen sagen wollen, oder wenn sie sich unabsichtlich mitteilen. Sie selbst sind aufgrund von konfusen Nachrichten oder gegenseitigen Missverständnissen verwirrt. Vielleicht sind Sie auch ständig müde und können sich nicht dazu aufraffen, innezuhalten und etwas klarzustellen. Seien Sie nachsichtig mit sich selbst. Sie verdienen große Anerkennung dafür, dass Sie sich in Ihrem Dasein als Pflegerin oder Pfleger, mit seinen unablässigen Anforderungen, dermaßen engagieren.

Sie wissen, dass Personen mit Demenz Vertrautheit in der Kommunikation generell sehr schätzen. Doch jede Person ist anders und hat einen anderen Hintergrund. Sie müssen anhand verschiedener Versuche herausfinden, welche Methoden am wirksamsten sind. Probieren Sie unterschiedliche Ansätze aus. Wenn Sie herausgefunden haben, welche davon am besten für die Person, die Sie betreuen, geeignet ist, nutzen Sie diese erfolgreichen Strategien in ähnlichen Situationen und passen Sie sie gegebenenfalls an. Dadurch schaffen Sie Vertrautheit. Auf diese Weise werden Sie viele positive Ergebnisse erzielen und die von Ihnen betreute Person sollte sehr dankbar für Ihren Einsatz sein.

Holen Sie das Beste aus ihrem Intellekt heraus, bevor er verschwindet. Üben Sie sich bestmöglich in Geduld und klopfen Sie sich selbst auf die Schulter für Erfolge, die Sie erzielen.

In diesem Buch gibt es so viele Vorschläge, dass Sie unmöglich alle auf einmal umsetzen können. Denken Sie praktisch. Setzen Sie zuerst nur ein paar Vorschläge um, bis Sie damit so erfolgreich sind, dass Sie daran denken, das Buch erneut durchzublättern, um mehr zu lernen!

Halten Sie durch: Es kann leichter werden, je mehr Sie sich damit beschäftigen. Sie werden sogar den kleinsten Erfolg noch sehr befriedigend finden. Mit der Zeit werden Sie bemerken, dass Sie sich in Ihrer einzigartigen Welt zu Hause fühlen und dass Sie sich all der zuvor unbemerkten Emotionen und nonverbalen Botschaften bewusst sind, die Sie umgeben. Sie werden bemerken, wie viele Botschaften jeden Tag kommuniziert werden. Und Sie werden verstehen, dass Menschen das ab dem Moment ihrer Geburt getan haben.

Danksagung

Ich habe die Thematik der »Kommunikation« absichtlich angesprochen, als ich mein letztes Buch beworben und mich auf das Schreiben dieses Buchs vorbereitet habe. Ich kann mich nicht an jeden Einzelnen erinnern, da die Gespräche so allgemein waren. Doch wissend oder unwissend haben sie mir Ideen in den Kopf gesetzt, aus denen ich nützliches und wertvolles Material gemacht habe. Ich hoffe, dass sie ihre Gedanken im Text wiederfinden.

Andere waren sehr großzügig mit ihrer Zeit und den Geschichten, die sie mir erzählten. Manche waren dafür geeignet, hier abgedruckt zu werden, andere nicht. Aber alle haben meinem Allgemeinwissen zu diesem Thema noch etwas hinzugefügt und ich habe das Interesse und Engagement eines jeden Menschen sehr geschätzt.

Unter denen, die ihre bewegenden Erfahrungen offenherzig und großzügig teilten, waren Helen Slatterly und ihr Vater, Cheryl Stratton, Mary Gallichan, Asif Haldar, Natasha Dalton, Sunday Millar, Don Battley, Suzanne Frearson, Diane McKegg und ihre Familie, Judy und Dick Masters sowie Jenny und Dick Vernon. Howard Waterfall, mein Arzt, wie auch Lisa Chambers und Claire Baker von BUPA (British United Provident Association, ein britisches Gesundheitsunternehmen) verdienen ebenso meine Dankbarkeit für ihr Interesse und ihre aufbauende Hilfe. Ich stehe zutiefst in Dr. Chris Perkins Schuld, die das Manuskript gelesen und ihre sachkundigen und sachdienlichen Kommentare großzügiger Weise beigesteuert hat. Ein besonders herzliches Dankeschön geht an Linda Cassells, meine Herausgeberin, die zu einer lieben Freundin geworden ist. Sie bat mich anfangs darum, das Buch zu schreiben, half mir dann durch eine Zeit monatelangen Lektorierens und Polierens an meinem Text mit unendlicher Geduld und weisen Ratschlägen hindurch. Währenddessen lernten wir beide die interessanten Falltüren der Kommunikation kennen und lachten darüber.

Bibliografie

1 Bryden, Christine, Before I Forget, Penguin Random House, Australien, 2015

2 Caughey, Angela, Das Demenz-Buch: Praktische und persönliche Ratschläge für pflegende Angehörige und professionelle Helfer, Calico Publishing, Auckland, 2013

3 James, Oliver, Contented Dementia, Vermillion, London, 2009

4 Small, Gary, MD, and Vorgan, Gigi, The Alzheimer's Prevention Program: keep your brain healthy for the rest of your life, Workman Publishing Company, New York, 2011

5 Strauss, Claudia J, Talking to Alzheimer's, New Harbinger Publications, Oakland, 2002